うっとうしい気分を変える本

ゆとりと元気を取り戻す心のスパイス81

樺　旦純

PHP文庫

○本表紙図柄＝ロゼッタ・ストーン（大英博物館蔵）
○本表紙デザイン＋紋章＝上田晃郷

まえがき

私たちの毎日は、楽しいことばかりではありません。

仕事や勉強がうまくいかなかったり、誰かのちょっとした言葉で心が傷ついたり、自分で自分に嫌気がさしたりするものです。

少しぐらいのストレスやトラブルなら乗り越えられるはずなのに、どういうわけかなかなか元気を取り戻せないことがあります。

これぐらいのことは何でもないはずだ、じきにうまくいくさ、と自分を励ましてみても、思うようにはなりません。だんだん心が重たくなって、すべてが悪いほうへ悪いほうへと向かっているような気がしてしまいます。

そんなとき、周囲の人たちはみんな楽しそうに見え、充実した毎日を生き生きと送っていて、自分だけが取り残されているように感じるものです。このくらいのことでくよくよ悩んでいるのは自分くらいなものかと思うと、もし誰かが手をさしのべてくれたとしても、素直な気持ちになれません。さらに、そんな自分自身に嫌気がさして、また自分を責めてしまいます。

「こんな私は、どうしようもない人間だ。何の役にも立たないばかりか、人の足手まといになるばかりだ」と。

そう思い込んでいるうちに、自分が抱え込んだつらさに心ががんじがらめになり、すべてがうっとうしくて何をしても楽しくない、誰の言葉も支えにならない、もうどこにも行き場がない、まるで袋小路に追いつめられてしまうような状況に陥ってしまいます。

でも、心配しなくていいのです。

私たちの心は、自分が考えるよりずっと強いものなのです。大切なのはちょっとしたきっかけを自分に与えてやること。そうすれば、重たくなった気分をスーッと軽くすることができるのです。

それは、決して特別な方法ではありません。日常の生活で、ちょっと考え方を変えてみる、ちょっと視点を変えてみる。そんな簡単な気分転換で、気持ちがぐっと違ってきます。

あまり無理をせず、ありのままの自分を肯定する。そうしているうちに、悩み、苦しんでいる自分から少しずつ離れることができます。

悩みや苦しみから距離を置いたりしたら、ますます解決から遠ざかるような気がするかもしれません。悩みや苦しみからは、一刻も早く逃れたいけれども、ただ目をそらしているだけでは逆に不安になるものです。

しかし、距離を置くということの本当の意味は、問題から逃げだすためではなく、別の視点からながめ直すためなのです。

悩みを抱え、気分がうっとうしくてすぐれないときは、もうそのことだけで頭がいっぱいになります。そして自分の弱さばかり目につきます。でも、こうした思い込みにとらわれてこり固まったままでは、いくら考えても、心がひとつところに止まったままです。

もはやあなたは、悩みの全体像も、自分の全体像も、正確に見ることはできなくなっているのです。本来は力があるはずの自分をつまらない人間と思っているのは自分だけということに気づけないでいるのです。「もっとああすべきだ、こうでなくてはいけない」といった理想があるのはいいのですが、理想とのギャップが、知らず知らずのうちにストレスになってしまうものです。

ふだんなら、自分でも無意識のうちに気分転換をして、考えがこり固まるのを防いでいても、つらいことがあり心が重たくなっているときは、それもままなりません。

のびのびとした感覚を取り戻し、本来の自分に戻るために、自分が一体どうしたいのか、望んでいるものは何なのか、もう一度整理してみましょう。

重たくなった心がスーッと軽くなる人とならない人との違いは、ほんのわずかなものです。表面から見ただけではその違いはわかりませんし、自分自身でもふだん気がつかないことばかりです。

ですから、ちょっとだけ自分で意識して、心が軽くなる考え方を身につけてみましょう。

もちろん、心がスーッと軽くなったからといって、悩みや問題がすべて解決し、バラ色の人生が始まるわけではありません。

本書では、悩みや問題を少しずつ自分の力で解決し、よりよい方向に向かって生きていくためのエネルギーとなる、落ち込んだ心にピリッとカツを入れてくれるような、いわば〝心のスパイス〟を皆さんのためにご用意いたしました。

つらいこと、悲しいこと、苦しいこと。実はこれらはすべて、自分自身のプラスになる、きわめて大切な意味をもっているのです。

心がスーッと軽くなったら、背負っている荷物はそのままなのに、不思議に重さもあまり気にならなくなります。

自分ひとり苦しんでいるつもりだったのが、周囲にはたくさんの仲間がいることにも気づき、まわりの風景を楽しむ心のゆとりも生まれてきます。

楽しいことばかりの人生などありえないように、つらいことばかりの人生もありません。

自分を大切にしているうちに、いつしか周囲の人々や自分の置かれた環境を大切に思える気持ちも湧いてくるものです。

あなたの中には、まだまだたくさんの可能性が眠っています。心を軽くして、その可能性をますます呼び覚ましてください。

二〇〇一年六月　樺　旦純

うっとうしい気分を変える本◆目次

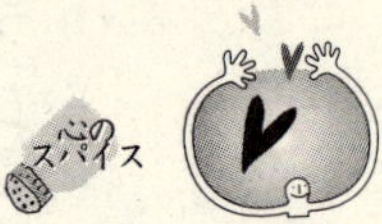

性格・考え方編

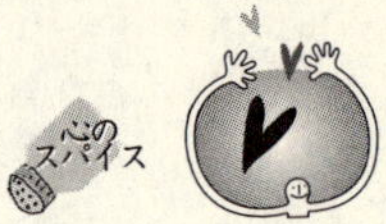

人づき合い編

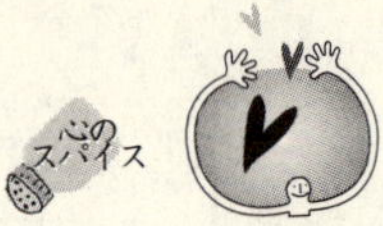

気分転換編

性格・考え方編

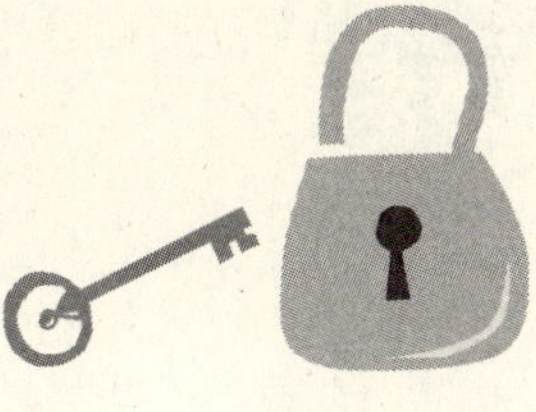

心のスパイス 1

何でも「～しなければ」と考える自分に疲れたら

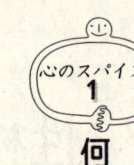

休みの日になると、「せっかくの休日なんだから、どこかに出かけなくては」と自分を奮い立たせるように、無理に外出していませんか？

「人ごみは疲れるなあ」なんて心の中で文句を言いながら、わざわざ混雑した場所に行き、たいして観たくもない映画を観てクタクタになる。やっと家に帰りついて、「あ～あ、やっぱり家が一番いいや」なんて言っている。これでは、せっかくの休日にわざわざ疲れをため込んでいるようなものです。

日本人は、休暇の過ごし方がヘタだと言われます。心と体がリラックスした状態は、眠りと同じように意識のコントロールが届かない状態です。仕事のときには意識の集中やある程度の緊張が求められますが、休暇のときには、それは必要ありません。しかし、「どこかに出かけなくては」という意識で、無理に出かけているのだとしたら、それは本当の休暇とはいえません。

「みんなが行ってるスポットだから」「雑誌に載ってて、話題になってるお店だから」。こんな理由で行き先を決めていては、いつまでもリラックスできないでしょう。本当は行きたくないところに、わざわざ出かけなくてもいいのです。家の中でも近所の公園でも、気持ちのいい休暇を過ごすことができるのです。

「でも、家の中にいると、テレビを観ているだけで一日が終わっちゃうから何だか虚しくなって」

なるほど、ボーッとテレビを観ているだけで、時間は過ぎていきます。でも、一日のテレビ番組表を見てみましょう。あなたが本当に観たいと思う番組は、一体いくつありますか？　虚しくなるのは、テレビを「観ている」からではなく「つけている」からです。観たい番組、興味のある番組なら、虚しくなることはないはずです。テレビをただつけっぱなしにするのはやめて、自分で選んだ番組を観るといいでしょう。もっとも、目的意識をあまりにも強く持っていては、テレビを観ても疲れることになってしまいますから気をつけて。

出かけるにしても、わざわざみんなと同じところではなく、近くの公園に足を運んだり、ふだんは通らない道を通ってみたりするだけでもいいのです。「家の近所にこんなところがあったのか」と、思わぬ発見があることでしょう。

きれいな花が咲いていたり、猫たちがのんびりくつろいでいたり、そんな時間のなかで、仕事の疲れは少しずつ消えていきます。

これは、週末だけではなく、ゴールデンウィークや夏休み、年末年始の休暇でも同じです。ラッシュアワーのように混雑した電車に乗り、渋滞の道路にイライラし、やっとたどりついた観光地はどちらを向いても自分と同じような観光客だらけ。それでも、「せっかく来たんだから目一杯楽しまなくちゃ」と、ガイドブックに載っている名所を駆け足で回り、写真やビデオをせっせと撮りまくる。ホテルや旅館も、お客がどっとやって来るシーズンなので、あまりサービスがよくないし、料金もいつもよりずっと割高。それでも、帰りの時間ギリギリまで、「あそこに行かなくちゃ、あれもお土産に買わなくちゃ」と時計とにらめっこしながら、歯をくいしばってがんばる。

もちろん、こういったハードな旅行好きで、それによってリフレッシュでき、明日への意欲が湧いてくる、という人ならいいのです。

しかし、「どうしてこんなに疲れる旅行を、わざわざしなくちゃならないんだろう」という疑問が湧くようだったら、考え直してみましょう。毎日の仕事と同じか、それ以上の息苦しさに満ちた旅行だったら、リラックスどころかストレスをため込む結果になるだけです。

「長い休みは決まった時期にしか取れないし、オリジナリティのある旅行スケジュールなんて考えつかない」という人なら、ムキになって出かけることはありません。

「家族をどこかに連れていかなくちゃ」という人もいるでしょう。それならば渋滞に巻き込まれても、「いつかは着くだろう」とのんびり構えていればいいのです。渋滞だって、後で考えるとけっこうな笑い話になるものです。人と同じことをしなくても、マイペースで過ごす時間は十分に楽しいはずです。

心のスパイス 2

何ごとも「絶対」でなければ許せなかったら

K子さんは、氷河期といわれる就職戦線のなか、志望していた商社に合格できました。最終面接のときに、「公私混同は絶対にしません」と言ったのが、幹部の印象に強く残ったという噂を聞きました。K子さんは学生時代からよく「きちんとしている」と言われ、自分でもその通りだと自負してきたので、そんな性格が認められ、評価されたのだと嬉しく思いました。

彼女は、人事部に配属されました。まさに、彼女にぴったりのポストです。きちんとした彼女はすぐに仕事のあれこれをおぼえました。ところが、「真面目だし、仕事熱心だね」と最初のうちはよかった彼女の評判が、少しずつ落ち始めたのです。

それは、仕事ぶりよりもまず先に、休憩時間やアフターファイブでの言動から始まりました。昼食の時間に同僚のOLたちと外に出ても、昼休みが終了する十五分も前に腕時計を見て、「あら、もうこんな時間。戻らなくちゃ」とせかせか立ち上がってしまうのです。「皆さんはゆっくりしてきてね」と言うので、同僚たちはぎりぎりまでお茶を飲みながらおしゃべりするのですが、何だか気まずい思いになります。噂話が始まると、「私は人事部だから、そういう話を聞いてはいけないの」と言います。これでは、ほんの他愛ない噂話でも慎まざるをえません。人事部とはいっても、人事考課をするのは各部の上司です。K子さんは事務処理に当たっているだけなのですが、何だか監視されているように感じる人が増え、K子さんはだんだん敬遠されるようになってしまいました。

K子さんは、自分の信念を人に押しつけたり、他人を自分の信念で拘束するつもりはなかったのです。でも周囲の人にとってはそうは見えなかったのです。

孤立していることに気がついたK子さんは「気にしないわ。無理してまわりの人にペースを合わせることはないんだから」と自分に言い聞かせていたのですが、だんだん他人の些細な言動が気にさわるようになりました。ある日、私用電話をしている同僚に、大声で注意をしてしまいました。

それは自分の上司の言動にもおよび、部長や課長までもがなれ合いで事をすませているように思え、「私はこんなにがんばっているのに、公私混同ばかりして」とピリピリした態度を取るようになりました。

あまり信念が強すぎると「思い込み」「思い入れ」となって現実との折り合いがつかなくなり、心のなめらかな動きを拘束します。しかも、それが他人にもプレッシャーを与えてしまうことにもなるのです。信念は正論である場合が多いので、それを高く掲げると立派なように見えます。それに従わないと、何だか悪いことをしている気になります。

K子さんの「公私混同は絶対にしません」という見識は正しいのですが、「絶対」というのはなかなか危険なフレーズなのです。そこまで思いつめて、もし絶対からはずれることが起きたら、どうするつもりなのでしょう。

スポーツの試合などでも、よく「絶対に勝たなくてはいけない」と言いますが、それだって時の運です。成就すれば勝利の美酒を味わうことができますが、番狂わせで負けることだってあるのです。気合いを入れ、自分を奮い立たせるために、わざと「絶対に」を使うのならじきに立ち直ることができますが、K子さんの場合は、そうではなかったようです。

もちろん公私混同をしないのは立派なことですが、「絶対にしない」ではなく、「できるだけしない」「なるべくしない」「しないようベストを尽くす」くらいにしてみると、ぐっと心にゆとりが出て気が楽になります。

信念に幅をもたせ、考え方に逃げ場をもたせることで、自分や周囲の人たちも、解き放つことができるのです。そうすれば、K子さんもスムーズな人間関係を築けるでしょう。

逃げ場のある信念など、もはや信念とは呼ばないと思うかもしれませんね。でも、あまりに緊張を強いるような信念はあらゆる言動を拘束しますから、心がこわばった状態が続き、何もできなくなってしまいます。せっかくの正しい信念を生かすためにも、「絶対」を見直してみましょう。

心のスパイス 3

何でもポジティブ思考する自分に疲れたら

前向きに、物事のいい面をとらえるポジティブ思考。物事がうまくいかないとき、不安にとらわれているときこそ、「大丈夫だ。心配ない」とポジティブ思考で事態を打開したいものです。

しかし、気持ちがふさいでいるときは、この「ポジティブ思考をしよう」という考えすら、重荷になることもしばしばです。

「こんなに落ち込んでいないで、プラスの面を見つめなきゃ。それはわかっちゃいるんだけど、ついつい暗いほうに考えてしまう。私ってダメな奴なんだな」。

こんなふうに、ますます落ち込んでしまうのです。

しかし、何が何でもポジティブ思考にこだわる必要はありません。あるテニスプレイヤーがこんなことを言っています。

「いい面ばかりを考えて試合にのぞむと、実力を発揮できないまま終わってしまう」

自分が負けるはずはない。ふだんからきびしいトレーニングを積んでいるんだから、絶対勝つに決まっている……これだと、リラックスしすぎるうえに状況判断ができず、ランキングが下の選手に思わぬ敗北を喫することもあるそうです。

試合には、ある程度の緊張感が必要です。ところが、自分にとってのプラス面しか頭に浮かばないときは、現実の問題が見えなくなっているのです。「相手は強い、ハードな試合になりそうだ。負けるかもしれない」とマイナスの面も考え、「しかし、かならず弱点があるはずだから、そこを突いてみよう」と試合に出ていくほうがいいのです。そうすれば相手の様子をよく観察して弱点をつき、こちらの得意なショットを繰り出すことができるでしょう。

度のすぎたポジティブ思考は、危険なこともあるのです。仕事上のミスや人間関係のトラブルで、解決しなくてはならないことがあるのに、「平気平気、気にすることないよ」としか考えられなかったら、それは問題です。ポジティブ思考の名のもとに、現実逃避をしてしまう人もいるからです。

ポジティブ思考は、すべてを解決してくれる魔法の杖ではありません。ポジティブ思考ができないからといって、自分を責めなくていいのです。悩みから抜け出せないのなら、その悩みにじっくりひたってもいいのです。思い通りにいかないときは、ふさぎ込むのが当たり前です。悩みがあるときに、さらに「ポジティブ思考できない悩み」を加えることはありません。ポジティブ思考のためにがんばるのは、もうやめてしまいましょう。

心のスパイス 4

趣味なのに楽しくないと感じたら

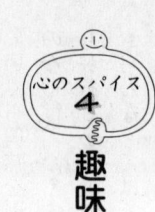

ピーンと張ったままの緊張の糸や、たまった疲れを解きほぐしたいなら、趣味の時間を持つといいのです。仕事上での価値観とは別のところで、自分の好みや能力を発揮できるし、友人関係も広がります。

ところが、「趣味があるといいのは百も承知だけれど、何をしたらいいんだかわからなくて困ってるんだ」という人が案外多いのです。駅前にはカルチャーセンターのビルが建ち、書店の棚には数えきれないほどの趣味の本や雑誌が並んでいます。無理に趣味をつくろうとしてもそれはできない相談ですから、自分の好

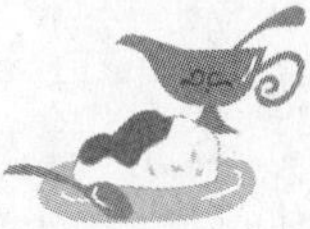

みを知ることから始めてみるといいでしょう。

趣味を大きく分けると、何かを集めるもの（切手、陶器など）と、何かをやるもの（スポーツ、ダンス、音楽、料理など）の二つになります。まずは「集める」「やる」にこだわらず、自分の興味の対象をゆっくり探してみます。

ふだん何気なくめくっている新聞や雑誌のなかから、興味のある記事を切り抜いてためておきます。そして三カ月ほどたったら、ジャンル別に分類してみるのです。テニスの記事、園芸の記事など、いくつかまとまったものがあったら、それを趣味として始められるかどうか、考えてみましょう。投書欄や家庭欄には、「私はこんな趣味を楽しんでいます」といった読者の投稿や紹介記事がよく載っていますから、参考になります。

いくら興味を引かれても、あまりにも費用がかかるもの、広い場所が必要なものなどは、たやすく始められません。また、家族がそれをどう思うか、続ける体力があるかも重要なポイントです。自分だけで始められるものか、誰かに教えてもらわなくてはできないものかも、チェックします。

これらを考えたうえで、どれを始めるか決めましょう。「カッコいいから」

「今、流行《はや》っているから」などの理由より、自分の好みが大切です。「今までやったことがないから」と尻込みしなくていいのです。「運動神経ゼロだから、スポーツなんて絶対ムリ」と思っていた人でも、テニスやダンスを楽しむことができます。学生時代の体育の時間と違い、社会人のための教室は親切ていねいに教えてくれます。最初は誰でも初心者なのです。

「よし、これを始めてみよう」と思うものがあったら、書店で入門書を探したり、カルチャーセンターや市町村の生涯学習教室でパンフレットをもらいます。市町村の教室は、安い費用で始められるのでおすすめです。住んでいるところばかりではなく、通勤先・通学先のある市町村の施設もたいてい利用できますから、問い合わせをしてみましょう。

もっとも、「趣味を持たなくちゃ」と必死になることはないのです。義務のように始めたものが、楽しいはずはありません。気楽に始められるものが、長く続く秘訣となります。

心のスパイス 5

自分や他人のミスが許せずに息苦しくなったら

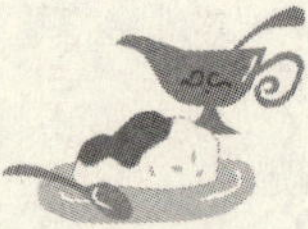

仕事でミスをすることは、もちろん許されません。そのために誰もが心を砕き、努力しています。電車が事故もなく毎日時刻表通りに発車するのも、下水道があふれることなく町の機能が働いているのも、それに携わる人たちの努力の結果なのです。

「失敗しないようにする」のは、立派なことです。ことに、会計や品質管理といった厳密さを要求される仕事では、その資質が何よりも求められます。

また、こういった仕事についていると、いつでも細かいところまで目が行き届いた、完璧な結果が求められます。知らず知らずのうちに、ミスがないのが当たり前、ハイレベルが当たり前になるのです。

しかし、完璧さを求めるあまり、精神的に息苦しくなることがあります。ちゃんとできているはずなのに、「もしや見落としたところがあるのでは」ともう一度やり直す。同僚の仕事まで気になってしまう。「〜すべきだ」「〜しなくてはならない」という考えが強くなり、自分で自分の仕事の負担をどんどん増やしてしまう。これでは疲労が重なるばかり、休みの日でも心から休息するということができません。

こういうタイプの人は、「完全でなければ、誰からも受け入れられない」と思っています。たとえほんの些細なミスでも、それで自分の存在価値がなくなるのではないかと強迫観念にかられているのです。

しかし、細かなことにこだわるあまり、自己批判や自己弁護が多くなっていませんか？　また、自分の価値観を他人に押しつけて、煙たがられていませんか？

あなたが後生大事に守っている「完全であること」は、他人にとってどれほどの価値があることでしょう。ときには、自分や他人のミスや欠点も許すことを心がけてみましょう。他人を許せるなら、自分を許すこともできることでしょう。

もちろん、世の中には決してミスしてはいけない場面もあります。そんなときだけは、完全主義者でいいのです。

あなただけが完全であることを、周囲の人はどれほど期待しているでしょうか？　実のところ、誰もあなたの完全さを認識していないかもしれません。ほんの些細なことに必要以上にこだわっているのかもしれないし、周囲の人と協力してはじめてミスがなくなるものかもしれません。

自分が本当に求めているものは何か、大きなヴィジョンを持ってください。その目標の大きさを考えたら、強迫観念にかられて仕事を抱え込むようなことはなくなるでしょう。

心のスパイス 6

取り返しのつかない失敗をしたと思ったら

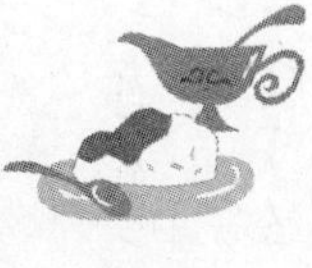

広告制作会社に勤めるW子さんは、ある日大変なミスをしてしまいました。W子さんが担当しているディスカウントショップのチラシで、六万九八〇〇円という洗濯機の値段が、六九八〇円とひと桁間違えて印刷されていたのです。

新聞に折り込む前にそのミスが発見されたのですが、もしそれが各家庭に配られていたら、「六九八〇円で新品の洗濯機が買える！」と人々が店頭に押しかけ、大変なことになっていたでしょう。

しかも、ミスを発見したのは相手側の担当者で、もちろんカンカンに怒っています。W子さんは何度も謝り、チラシを刷り直して、ようやくその事件は一段落しました。しかし、上司には叱られ、自分のミスで会社に損害を与えたうえに、この先そのディスカウントショップとの取り引きが続くかどうかも危ないところです。

W子さんは、「取り返しのつかないことをしてしまった。どうしよう」と、他の仕事をしていてもうわの空、立ち直れないでいます。「他の人はどう思っているかしら？　ふだんからダメな私なんだから、もう会社を辞めてしまおうか」と思いつめています。

仕事で大きなミスをしたとき私たちは、「取り返しのつかない大きな失敗をしてしまった」と真っ青になります。

ミスによって失った信頼を挽回すべくあちこち駆けまわって頭を下げたり、怒っている人に謝ったりしても、そう簡単に事態が元通りにならないと「どうして私は、こんなダメな人間なんだろう」と自分を責めるようになります。

さらには、「こんな失敗をしでかして、まわりに迷惑ばかりかけている」「私のせいで、大変なことになってしまった。会社が倒産するかもしれない」などと、自分をどんどん追い込んでしまいます。

しかし、ここで考え方を変えてみましょう。W子さんのした失敗は、たしかに大きなミスです。しかし、本当に取り返しがつかないのでしょうか？

小さな会社なら、一人の人間のミスで倒産することもありえます。しかし、そのようなポジションにいるのは、社長か重役くらいのものでしょう。ミスをしたら、上司やまわりの人間に叱られるのは当たり前だし、本人ががっくりと気落ちするのも自然なことです。しかし、ふつうのポジションにある人間は、「取り返しのつかない大失敗」をすることなど、まずありません。「ダメな人間」と自分を決めつけているのに、会社の命運を左右するようなポジションに自分がいると考えるのは、矛盾してはいないでしょうか？

ふだんならこの矛盾にすぐ気がついて、「私のしでかすような失敗なんだから、そうたいした影響はないはずだわ。きっと挽回できる」と思うところです。しかし、失敗したことで落ち込んでいると、こんな判断力さえ失われてしまうのです。

自分を「ダメな人間」と否定するのは、自分に対する期待が大きすぎるからです。たとえば、同じ失敗を同僚がしたと考えてみましょう。「しょうがないなあ。困るのよね」と思っても、その人のすべてを否定するわけではありませんね。

それなのに、自分のこととなると、容赦なく非難してしまうのは、自分の世界にこもっているからです。さらに、「他の人はどう思っているかしら?」と考えるのは、周囲の人を信用していないからです。もっと友人や同僚の心を信じてみてください。

「取り返しのつかない大失敗」など、そう簡単にはできません。そう思い込むのは、実は自分の力を過信していることの裏返しです。

ふだんの判断力が戻ってきたら、失敗を埋め合わせることもできるはずです。そのときには、周囲の人たちの力も借りてみましょう。

心のスパイス 7

忙しい人を見て自分は取り残されていると感じたら

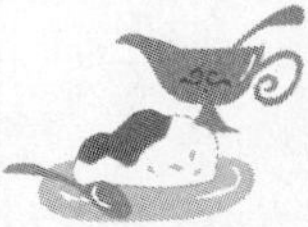

銀行に勤めているY子さんは、このごろちょっと焦っています。就職してから三年目になったのですが、同僚たちは会社の仕事だけでは満足できないといって、お稽古ごとをしたり、学校に通って勉強したりしています。

Y子さんはといえば、友人と遊んだり、食事をすることはありますが、特に習いごとはしていません。退社後は家に帰って、家族と一緒にテレビを観たり、自分の部屋で読書をしたりという毎日です。

「へえー、今どきそういう人も珍しいわね。暇だとさびしくならない？」と言われて、「私も何かしたほうがいいのかしら。しなくちゃいけないかしら？」と思ったY子さん、カルチャーセンターを見学に行ったり、パンフレットを取り寄せたりしてみますが、これといって勉強したいことがないのです。

仕事は単調ですが、特に不満があるわけではなく、毎日は楽しいのです。それでも、「私みたいなのって時代遅れかもね？」と、取り残されたような気分です。


世の中には、多忙であれば充実していると思っている人がたくさんいます。そういう人を見ていると、「自分だってこうしてはいられない」という焦りが出てきます。

しかし、毎日が自分なりのペースで進行しているなら、それでいいのです。友人が何か新しいことを学んでいると、ひとりだけ置いていかれるような気がしますが、無理して真似することはありません。

もしも自分がしたいこと、学びたいことができたら、そのときチャレンジすればいいのです。Y子さんは、家族と過ごしたり、読書をしたりする毎日で充実感を持っているのです。

Y子さんとは反対に、あちこち駆けずり回っているのが好きな人であれば、そうすればいいのです。忙しさを好むかどうかは人それぞれです。

ところで、スケジュール帳をびっしり埋めないと気がすまない人もいます。何も予定がなく、スケジュール帳が白いままだと不安を感じるのです。「自分は誰からも必要とされていないのでは」と思い、わざわざ用事をつくったりします。

しかし、それは心から欲している出来事ではないので、充実感を味わえません。楽しくないし、休養を取る余裕もなく、ぐったり疲れてかえってストレスがたまります。それでも、次から次へとスケジュールを埋めないではいられません。忙しくしていれば、何かをなしとげているというのは、実は錯覚なのです。

「私はそうかもしれないな」と思ったら、週に一日でもいいから、〝何もしない休日〟をつくってみましょう。

家で遅い朝食をとって、音楽を聴いたりテレビを観たり。ずっと気になっていたアルバムの整理などもいいでしょう。外の空気が吸いたくなったら、特に目的を決めずに気の向くままにぶらりと出かけるのです。

家族のいる人は、この日はふだんと違うことをしてみましょう。これまで忙しい毎日が続いたのですから、お互いに会話らしい会話を交わしていないのではありませんか？　そういう状態が長く続くと、気持ちのズレがどんどん大きくなって、気がついたときにはもう手遅れ、などということにもなりかねません。

「今さら話すことなんかあるのかな？　照れくさいな」という人は、一緒に映画やビデオを観るといいのです。「主人公より、あの脇役のほうがかっこよかったな」「え、何でそう思ったの？」などと、会話の糸口になるでしょう。

〝何もしない休日〟は、よけいなものをそぎ落とした状態なので、かえって自分が見えてきます。それでも、「あれがしたいなあ」と思うものがあったら、またそのために時間をつくればいいのです。

何かしたいことがあって忙しいのか、それとも忙しさに酔いしれているだけなのか、ときに立ち止まって見きわめるようにしましょう。

心のスパイス 8

コンプレックスが気になったら

コンプレックスのない人間などいません。

よくあるのが、容姿についてのものでしょう。「こんなに太っている」「背が低い」「目が小さい」など、人によってさまざまな悩みがあります。そして「もうちょっとやせていたら、流行の洋服が着られるのに」「背が高かったら女の子にモテるだろうな」「目が大きかったら美人なのに」などと、悩みと願望が一緒になっています。

しかし、コンプレックスというのは、客観的なデータに基づいて、それと比べ

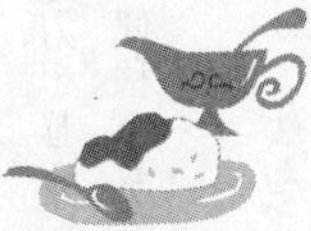

た結果生まれたものではありません。平均よりずっとやせている人が、ダイエットに必死だったりするのがいい例です。また、急に背が高くなったからといってその人がモテるとは決まっていませんし、目さえ大きければ美人だとは限りません。

このようにコンプレックスは、自分の思い込みから発していることがほとんどです。そして、「私が○○じゃないのは、××だからだ」「私が△△できないのは、□□だからだ」という、言い訳になっていることが多いのです。

この言い訳は、他人に対しても、自分に対しても使われます。自分でコンプレックスを拡大解釈して、何か目標があってもそれに到達するための努力をしない理由にしてはいませんか。皮肉な言い方をすれば、コンプレックスは便利なものなのです。

とはいっても、コンプレックスをぬぐい去るのは容易なことではありません。ことに容姿の場合は、生まれつきや遺伝という部分も多いので、自分の力ではどうにもならないと悲観的になりがちです。

しかし、ちょっと考えてみてください。容姿についてのコンプレックスは、思春期に生まれていることが多いのです。人間が自分の外見に関心を持ち、周囲の人にどう思われるかを気にするのは、だいたい思春期からです。その頃、他人からの評価や、友だちと比較した結果が、いつまでもイメージとして残ってはいないでしょうか。

たとえば、久しぶりに会った親戚のおばさんに、「おや、年ごろになってぽっちゃりしてきたねえ」と言われたことがいつまでも残ったり、「私は太っている」という思い込みになる。友だちに「ニキビが出てるよ」と言われ、その後ニキビが治ってからも「脂性で不潔っぽく見えるだろうな」と思ったりしている。

このように、自分がとらわれているよくないイメージと本当の自分は、かけ離れていることがあるのです。自分が欠点だと長い間思っていることが本当はどうなのか、改めてじっくり考え直してみましょう。これまでコンプレックスの陰に隠れて、自分では気がつかなかった姿が見えてくるかもしれません。これはもちろん、容姿に関するものだけではなく、才能や性格についても同じです。

また、コンプレックスを逆手に取ることもできます。ファッションモデルやスポーツ選手の背の高い女性が、「子どもの頃はノッポと言われるのがイヤで、いつも背中を丸めていました」とよく語っています。しかし彼女たちは、背の高さを生かして、それを魅力や武器にしたのです。後ろだても学歴もない人が、事業を起こして一代で財を成すのも、「たたき上げ」と賞賛を浴びます。いずれも、コンプレックスをバネにして逆転したのです。

コンプレックスは、別の面から見ると魅力になるのです。自分では、「てきぱきできないとろい人間」と劣等感を感じていても、別の人は「ほんわかして安心できる人」と思っているかもしれません。しかし、コンプレックスに強くとらわれすぎていると、「ほんわかした感じで、安心できますよ」とほめられても、素直に受け取ることができません。「からかっているんだわ」「あんな皮肉を言って」と誤解してしまうのです。

人間は、さまざまなコンプレックスを抱えているから、多くの感情を知ることができます。しかし、コンプレックスにがんじがらめになっていては、自分らしさを発揮できないままです。本当の自分から目をそらさないで、隠れていた魅力を探してみましょう。

心のスパイス 9

自分のイヤな性格を変えたいと思ったら

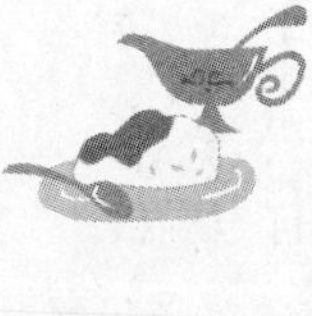

S子さんのもとに、小学校の頃からの友だちから結婚式の招待状が届きました。「まあ素敵。お祝いしなくちゃ」と、封筒を開けてみたS子さんはすっかり気が重くなって、「欠席させてもらおうかしら」と思うまでになりました。招待状には、当日はスピーチをお願いしますという依頼が添えられていたからです。

S子さんは昔から恥ずかしがり屋です。授業のときはわかっている質問でも自分から手を上げたことはありませんし、合コンに行っても楽しくおしゃべりするなんてとんでもない。一次会だけで早々に逃げだしてしまう有様でした。そんな

S子さんにとって、正装した大勢の人の前でスピーチをするなんて、考えただけで目まいがして倒れてしまいそうです。
「あの子ったら、私の性格知ってるはずなのに。ひどいわ」と恨みがましい気持ちにさえなってしまいました。

極端な恥ずかしがり屋でなくても、人前でスピーチをすることになると、逃げ腰になる人が多いものです。しかしその反対に、みんなに注目されるのは平気、むしろ目立つことが大好きで、司会を買って出たり、歌や踊りを披露したがる人もいます。ある人にとっては苦痛になることも、別の人にとってはむしろ喜びになるのです。

また、S子さんのような人は、スピーチを聞いている人がちょっと隣の人と私語でもしようものなら、「スピーチがつまらないから、おしゃべりしているんだわ。それとも私のことを笑っているのかしら?」と考え込んでしまいますが、目立つのが大好きという人は、たとえ大失敗しても、「えへへ、やっちゃった」とケロリとしています。

このように、同じ出来事でも一人ひとりの性格によって受け止め方がまったく正反対なことがあります。S子さんは、「こんな性格、イヤだわ。すっかり変えてしまいたい」と思っています。

一人の人間の性格は、構成される時期の異なるいくつかの性格によって成り立っています。その中核が、遺伝子の影響を強く受けている「気質」で、生後二〜三歳までに家庭環境の影響を受けて形成され、その後ほとんど変化しないと考えられています。

そして、幼児期になると世の中へ対処する「後天的性格（幼児性格）」が培われます。

さらに、成長していくにつれ、学校などの集団で身につけた「習慣的性格（社会的態度）」が形成されます。

その上に、職場や社会での役割によって演じわけられる「役割的性格（ペルソナ）」が形成されます。ペルソナとは、古代ギリシャの演劇で用いられる仮面のことです。私たちは無意識のうちに、その場その場で微妙に性格を変えていきます。たとえば、親しい仲間たちと一緒にいるときは、ざっくばらんな言葉づかいをして大胆な行動を取りがちです。しかし、目上の人と一緒に公式の場にいるときは、きちんとした言葉づかいであまり目立たぬように振る舞います。

性格とは、遺伝子の影響を強く受けている「気質」から、その場によって演じわける「役割的性格（ペルソナ）」まで、すべてをひっくるめたものです。性格のすべてを変えることは、かなわぬ望みなのです。

ですから、自分の性格がイヤだから変えようと努力しても、かえって徒労に終わってしまいます。そればかりではなく、性格を変えようという無駄な試みを続け、疲れ果ててしまったり、思うようにうまくいかないことから挫折感のもとになったりします。マイナスに思える自分の性格でも、違った側面から見るとそれがプラスになることがしばしばあるものです。

たとえば、S子さんの場合は、緊張しながらも一生懸命スピーチする姿は、きっと好感を呼ぶことでしょう。花嫁の友だちなのですから、あまりにも世慣れた雰囲気を漂わせるよりも、少々固くなっているくらいのほうが初々しさを感じさせ、年配の人たちにも評判がいいものです。結婚する幼なじみの友だちも、そんなS子さんを見込んで、スピーチを頼むことにしたのでしょう。

心のスパイス 10
常に勝たなければならないと思っていたら

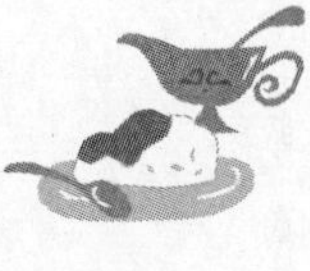

　Kさんは、同じ会社にいるLさんをライバル視しています。二人は同期入社で、上司は何かというと「君たち二人は我が社のホープだから」と言うのです。もっとも、Kさんは生産管理部、Lさんは総務部ですから、二人の営業成績が比べられたり、意見が真っ向から対立するということはありません。それでもKさんは、Lさんの一挙手一投足が気になってしかたないのです。
　Lさんが上司と話をしていると、「何を話しているんだろう？　ゴマをすっているんじゃないだろうな」と立ち聞きしたくなり、Lさんが電車の中で本を読んでいるのを見ると、「きっと仕事に役立つ本を読んでいるんだろうな」とのぞきこんでしまいます。

もっとも、二人は冗談を言ったり、ときには愚痴をこぼし合うこともある、友人関係なのです。Lさんのほうは、Kさんのことを特にライバル視はしていないようです。しかしKさんは、「内心はわからんぞ。オレだって表面上はあいつとうまくやっているんだからな」と安心できません。

Lさんのいる総務部が残業続きだったりすると、差をつけられるような気がして、家に帰ってもくつろげません。総務部でLさんがどんな仕事をしているかよくわからないので、ますます不安がかき立てられます。

負けず嫌いやライバル意識を持つのは、悪いことではありません。

それがうまく作用すると、何かを成しとげるための強力な動機になります。障害があればそれを乗り越え、ハードな日々をものともせず、責任ある行動を取って成功に到達することができるでしょう。

わかりやすい例がスポーツの世界です。スポーツマンにとって、「負けず嫌い」

は重要な条件です。スポーツの世界は、勝ち負けがすべて。「参加することに意義がある」も、「ベストを尽くした」も、もちろん素晴らしいことですが、最もほめたたえられるのは何といっても勝者です。

そのためにスポーツマンたちは、どんな過酷なトレーニングにも耐え、厳しい試合をひとつひとつ勝ち抜いていきます。チャレンジ精神もライバル意識も旺盛で、相手を倒すためならどんな努力もいといません。スポーツの世界では、負けず嫌いの人ほど大きな記録を残すことが多いようです。

しかし、負けず嫌いが過剰になると、自己中心的で非合理的な方向に走ってしまいます。自動車を運転していて追い越されると、「何だあいつ、いい気になって」と抜き返そうとする人がいます。これは何の利益にもならないうえに、危険な行為です。

負けたくないばかりに、相手に対して見栄を張ったり、高圧的になったり、徹底的にやり込めようとします。そのために相手の反発を招き、手痛い報復をくらったりしても、自分ではその原因がわかっていないため、また同じようなことをしてしまいます。

ところで、「勝つ」「負ける」とは何なのでしょうか？　一〇〇メートル競走でトップを走る、営業でいい数字をあげる、試験に合格する、といったはっきりした目標があれば簡単です。より速く走った者、多くの売り上げを達成した者、合格した者が勝者で、そうでなかった者が敗者です。

しかし、勝ちたいという気持ちが生活全般を覆ってしまうのは、行き過ぎです。勝つ、負けるという視点でしか物事を見られなくなっているからです。

「どうして自分は勝ちたいのか？」「何のことで勝ちたいのか？」「負けるとどうなるのだろう？」「それは耐えられないことだろうか？」といろいろな視点で、物事をとらえ直してみてください。今まで気がつかなかったことや、新たな発見があるはずです。

負けず嫌いの人は、常に勝たなくてはいけない、と考えています。たとえ今は勝っていても、いつ逆転されるかもしれないと落ち着きません。それは、自分の弱さを恐れて、それを受け入れないようにしているからです。

しかし、どんなチャンピオンでも、いつかは負ける日がやって来ます。だからといって、人々はそのチャンピオンの偉大さを忘れるでしょうか？

また、誰かが勝つということは、誰かが負けるということです。この広い世界中で、たくさんの人間が勝ったり負けたりを繰り返しているのです。「勝たなくては」という思い込みは、負けることへの恐怖から発しています。自分の弱さを認めず、それを消し去ろうとして、追い立てられるように勝利を追い求めているのです。しかし、それは本当の強さでしょうか？

自分の弱さを見つめて、それを受け入れてください。「負けるが勝ち」ということわざは、負け惜しみから生まれたものではありません。負けたり、失敗したり、後戻りすることで、学ぶことがたくさんあるのです。自分がなぜ負けたかを知ることによって、なおいっそう強くなれます。

ずっと勝ち続けている人間は、他人の気持ちがわからないといいます。また、ちょっとしたショックで、精神的にポキリと折れてしまうともいいます。いくら勝ち続けても、それが「負けたらどうしよう。まわりのみんなは、勝っている僕が好きなんだ。負けたら、みんなはそっぽを向いて、勝ったヤツのところに行ってしまうに違いない。だから勝たなくては」という恐怖から出たものだとしたら、勝つことの意味を知ることはできないままです。一瞬の喜びは得ても、本当の勝利の美酒を味わっているとはいえません。

自分の弱さを受け入れた人間は、柔軟で幅広い考え方ができますから、他人の弱さをも受け入れることができます。本当の意味で強い人間になったときに、「負けることの恐怖」から逃れることができるのです。

心のスパイス 11

心配性でダメな自分がイヤになったら

心配性の人は、慎重で用心深いということです。リスクは避けて通るので、大失敗はしませんね。ですから、周囲からは「堅実でしっかりした人」と思われているはずです。それに、あなたに限らず、誰にとってもアクシデントは望ましいことではありませんから、あなたの判断は信頼されているのです。

たとえば、友人たちと一緒のグループで、海外旅行に出かけるとします。どこに行こうか、どんなホテルにしようか、ワイワイと楽しく相談することでしょう。あなたは、より事故の少ない飛行機で、危険な地帯には足を踏み入れないよ

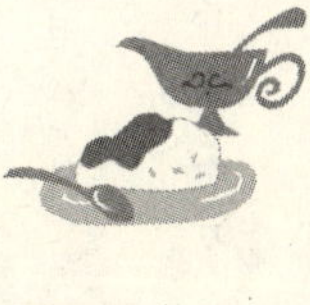

うにして、無事に帰ってくるようなコースを提案するはずです。

「でも、冒険したいという人は、私と一緒ではつまらないだろうな……」

それでいいのです。少しぐらいの危険を冒してでも大胆なことをしたいという人たちなら、その気持ちにぴったりの日程を組んで、スリルのある旅行を楽しむことでしょう。

あなたと一緒に旅行に出かけようとした人は、心配性なところもすべてひっくるめてあなたを認めているのです。

また、スリルのある旅行を楽しみたいという人でも、あなたを認めていないのではありません。人間関係は、一緒に旅行に出かけるだけではありません。他にいくらでも、つき合い方、楽しみ方があるのですから。

「でも、こんな自分がイヤだなあ。自分の殻を破りたい」と思うなら、なぜ自分が心配性なのか考えてみましょう。

心配性の人は、これから起こるかもしれない問題や悪い出来事に対して、不安や恐れを抱いています。その問題や悪い出来事が起こる確率が限りなくゼロに近くても、やはり心配で、自分の行動を規制してしまうのです。

もちろん、こういった心配はどんな人でも抱くものです。あなたは、それを恐れる気持ちが少々強いだけのことです。だから、用心深い自分を責めなくてもいいのです。

しかし、あまりにも強度の心配性は、いたずらな不安をあおり、正しい判断さえ曇らせてしまいます。また、「こんなに心配性で、私はダメだなあ」といつも劣等感を持っていると、自分で決断することをやめて、他人に頼る依存心の強い人間になってしまいます。

さらに、「こんなことじゃいけない」とばかりに、突然無分別に行動してしまい、かえって危険な目に遭うことすらあります。

不安や恐れをよく見つめて、それがどんなものかを確認すると、恐怖心の克服につながります。心配性は自分の長所であることをまずよく知ったうえで、落ち着いて不安と向き合いましょう。

心のスパイス 12

イヤなことは避けて通りたいと思っているなら

M君は、「楽天家」と言われています。明るい陽気な性格で、いつも周囲には笑い声が絶えません。スポーツ好きで趣味も多いので、あちこちに友人がいます。学生時代も勉強は嫌いでしたが、ノートを借りたり、テスト前の一夜漬けで何とか落第せずにすみました。自分でも、「やれやれ、要領がいいから助かったなあ」と思っています。そろそろ就職を考える時期になりましたが、M君ははたと困りました。自分がやりたいと思う仕事が、何もないのです。じっと座っているのはイヤ、やかましくあれこれ言われるのはイヤ、面倒くさいのはイヤと、避け

て通りたいことばかりです。

生活していくためには、がまんが大切だとわかってはいるのですが、就職して満員電車にゆられながら毎日同じ会社に通い、上司やお客に頭を下げている自分を想像すると、気持ちが真っ暗になってしまいます。

それでもぶらぶら遊んでいるわけにはいきませんから、M君は就職活動を始めました。大学の先輩たちに電話をして、会ってもらえるところまではこぎつけたのですが、「仕事は大変だよ。君に辛抱できるかなあ？」「会社ではイヤなこともたくさんあるよ。君に辛抱できるかなあ？」と、何人かの先輩に同じことを言われました。後輩のM君の就職をバックアップすることについては、あまり乗り気ではなさそうです。

M君は、自分が内心では就職したくないのを見抜かれたのかと、ぎょっとしました。また、「辛抱できるかな？」と何人かに言われたので、「僕はそんなに辛抱が足りないように見えるのかな。確かに辛抱強いとは言えないな」とがっかりしています。

確かにイヤなことにわざわざ首を突っ込んでいく人は、あまりいません。いたとしたらよほど変わった人でしょう。イヤなこと、つらいこと、苦しいことは、誰もが避けて通りたい、逃れたいのが本音なのです。

それよりも、楽しいこと、愉快なこと、面白いことに人は引かれます。M君のような人は、決して珍しくありません。楽天的に明るく行動し、陽気に振る舞うのは、悪いことではないのです。あちこちに友人がいて、ノートを貸してくれる人もいるのは、そんなM君がみんなに好かれている証拠です。

ただし、社会に出ていくのですから、明るく面白いだけでは足りないのです。仕事に就いたら、厳しいこと、大変なことに毎日ぶつかることでしょう。そのときになって、逃げ出さずに立ち向かうことができることを、アピールしなくてはいけません。現実を見つめてどっしり構え、そのうえでプラス思考できるのが本当の楽天家なのです。

心のスパイス 13

誰かの期待に応えようとがんばる自分に疲れたら

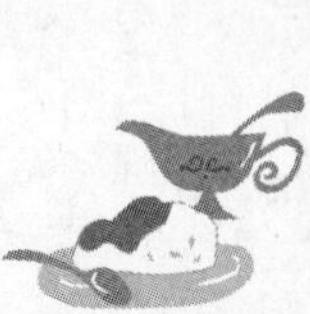

私たちは何かをするとき、無意識のうちに誰かの期待に応えようとしています。

たとえば、子どもが勉強するのは、たいていの場合母親の期待に応えるためです。特別に熱心な教育ママでなくても、「宿題やったの？」「もうちょっと勉強しなさい」といつも口にしているものです。

また、学生がスポーツや音楽に熱中するのは、自分がそれを好きだというのはもちろんですが、周囲（特に異性）にかっこいいと思われたいという思いが働いています。

仕事でも同じです。上司に認められたい、同僚や部下から尊敬されたい。そして家族のためにもっといい給料を、少しでも広い家をと、がんばるのです。

他人の気持ちを考えて、その期待に応えようとするのは、人間として当然の行動です。「あの人はこちらの気持ちをわかってくれる」「よくがんばってくれる」と言われる人は、他人の好意や信頼を得ています。

しかし、期待に応えようとがんばりすぎると、頼まれたことを断りきれなかったり、人間関係のはざまに落ち込んだりします。そういう人は、他人の気持ちを察する能力に長けていますから、感受性が豊かで繊細でもあり、ストレスにさらされやすいのです。さらに、いつでも「いい人」と言われているので、理不尽な要求を突きつけられてもなかなか相手を非難できません。

他人のために何かをしてあげる、他人の気持ちを大事にするという人は、「ありがとう。おかげで助かったよ」と感謝されることが何よりの喜びです。

「そんなことはない。見返りなんか求めずに純粋な気持ちでやっているんだ」と思うかもしれませんが、誰かに必要とされることがその人の核となっていることも確かでしょう。ですから、誰にも期待されなくなることを心の中では恐れています。自分の孤独や寂しさを埋めているのが、周囲の期待なのです。

ただし、こういう人は、他人の気持ちを真っ先に考え続けてきたため、肝心の自分の気持ちがわからなくなりがちです。

また、つい「自分がこんなにしてあげたんだから、君だって」と相手にも同じようにがんばることを期待し、強要してしまう場合もあります。

ときには一人の時間をつくって、自分が誰かの期待に応えようとがんばりすぎていないか、ちょっと考えてみましょう。この「誰か」は、たいてい身近な人物で、しかも複数であることがほとんどです。じっくり考えて、自分の本当の願望や、目標をもう一度思い出してみてください。

心のスパイス 14

トラブルの原因がみんな自分のせいだと思えたら

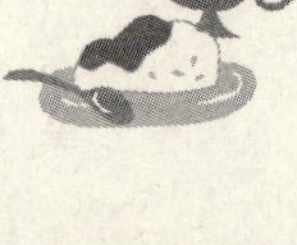

Kさんは、ハンバーガーショップの店長として、ざっと三〇人の部下を抱えて働いています。しかも、彼らの身分は、正社員、パート、アルバイトと分かれ、年齢層もまちまちです。

店では、毎日何かのトラブルが起こります。Kさんは、それがみんな自分のせいに思えて、困っています。もちろん、Kさんは店長なのですから、最終的な責任は確かにKさんにあります。トラブルが起こったら、それを解決するのもKさんの役目です。

しかしKさんは、カウンターで受けたオーダーを、厨房で間違えて別のものを出してしまったような些細なミスでも、「僕がふだんからちゃんと教育していれば、こんなミスはなかったんだな」と感じます。だから、ミスをした部下が「すみません」と謝っても、「いいよいいよ。僕が悪かったんだ」と答えてしまいます。

部下たちは、そんな優しいKさんを慕っています。Kさんがあれこれ心を砕いているため店内の人間関係もよく、和気藹々《あいあい》といった雰囲気で仕事が進んでいます。

しかしKさんは内心では、「他の店では、店長が手綱《たづな》をしっかり取っているんだろうな。うちの店は、ミスやトラブルの回数が多いんだろうな」と心配です。

Kさんのように部下のことに限らず、他人が起こしたトラブルや偶然起こったアクシデントを、自分にも責任があるかのように思ってしまうのは、ある意味では日本人的です。

日本人は、すぐに「すみません」と言いますが、意味のはっきりしない曖昧な言葉です。トラブルが起こると、いつも自分を責めてしまうタイプを「自罰タイプ」、他人を責めてしまうタイプを「他罰タイプ」と言います。

自罰タイプは、協調性が高くてその場の和を大切にします。人間関係でのトラブルは少ないのですが、内向的で自己主張が苦手なため、くよくよと考え込みがちです。ストレスをため込んでがまんにがまんを重ねたあげく、どっと落ち込んで周囲を心配させたり、ある日突然爆発したりします。また、他人の顔色をいつも気にするので、依存的だと思われることもあります。

一方の他罰タイプは、トラブルの原因をいつも他人のせいにするので、周囲にストレスをもたらします。独善的、自己中心的だと見られています。

Kさんは、明らかに「自罰タイプ」です。しかし、何でも自分のせいと思うのは、実はトラブルの原因をちゃんと把握していないからです。

誰がいけなかったのか、どこがいけなかったのか、二度と同じトラブルを起こさないようにするには、どうするべきなのか。これが曖昧なままで、きちんと整理されていないため、すべて自分の責任のように思えてしまうのです。

一人の人間が責任を負えることは、そんなに多くはありません。Kさんはスーパーマンではないのですから、自分でできることなどたかが知れています。まず、それを認めることです。

そして、できることとできないこと、自分の問題と他人の問題をはっきり区別して、原因を明らかにする必要があります。トラブルの原因になった誰かに対しては、それを明確にします。といっても、必要以上に厳しく叱ったり、糾弾するのではありません。

なぜこんなトラブルが起こったか、これからはどこに気をつけるべきかを伝えるのが、大切です。そうでないと、その人が成長できないからです。

Kさんは店長なのですから、部下を教育する務めがあります。きちんと教育するというのは、そういうことです。

また、他人のしたことの責任を取るのは、越権行為でもあります。その人を一人前とは思わず、人格を認めていないことになるのです。

自分だけを責めてしまうのは、トラブルを曖昧なまま放置しておくからです。他人の責任と人格をきちんと認めて、「自罰タイプ」から抜け出しましょう。

心のスパイス 15

過去の出来事をいつまでも悔やんでいるなら

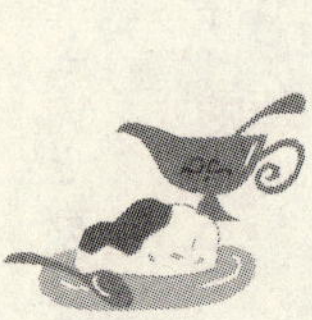

失敗をしたときや物事がうまくいかないとき、私たちはこれまでのことを振り返って原因を探してみます。

「課長が怒ったのは、頼まれていた書類の書き方を間違えたからだな」といった具合です。そして、同じ失敗を二度としないためには、どうしたらいいか考えます。

そして、「頼まれたときに、もっときちんと確認すればよかったんだ。ちょっとでもわからないところがあったら、聞き返せばいいんだ」と、次へのステップになります。さらに、「だいたい私は、大事なところではっきり物を言えない癖があるんだ。よし、気をつけよう」と、ふだんの言動を反省することもできます。

しかし、原因を探ろうとして、あまりにも遠い過去にさかのぼってしまうこともあります。

「口ごたえをするなと親に厳しくしつけられたから、はっきり物を言えないんだ」と思い込み、くよくよ悩んだりしていませんか？

遠い過去に原因を見つけたとしても、それにどれほどの意味があるでしょうか？　過去から現在までは、たくさんの出来事が連続しています。すべての出来事が連動し、互いに影響を与え合って、現在のあなたという人格ができたのです。

もしもタイムマシンを発明して過去にさかのぼり、「あれが原因だ。あれさえなかったら、私はもっとうまくやれるんだ」と思っている出来事を修正することができたとしたら、その瞬間あなたは別の人間になってしまっているでしょう。

過去のつらい出来事、いやな出来事でさえ、今のあなたをつくっている重要な要素なのです。

それがつい最近のことなら、何とかやり直すことができるかもしれませんが、遠い過去のことはどうにもなりません。

過去のことは、いい反省の材料です。しかし、それを消しゴムで消してもう一度書き直すことはできません。それよりも、今の自分は何ができるかを考えることが大切なのです。

また、人間の記憶は必ずしも正しいとは限りません。遠い過去のことはあやふやで、しばしば記憶違いや思い込み、さらには自分に都合のいい創作を行なっていることさえあります。しかもそれが、無意識のうちに行なわれています。

確かではない過去のことより、今、目の前にあることを見て、そこからどうスタートしたらいいかを考えましょう。

道を歩いていて、「あ、間違えた」と気がついても、やみくもにスタート地点に戻ったりはしませんね。まず立ち止まって自分がどこにいるのかを調べ、それから少しずつ目的地に近づこうとするはずです。

心のスパイス16

自分がちっぽけでつまらない人間と感じたら

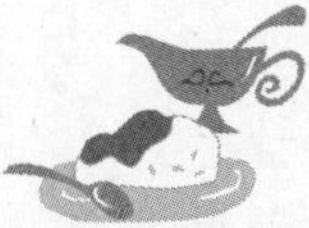

Tさんは、デパートの営業部で働いてきましたが、ずっと「企画の仕事をしたい」と思っていました。その気持ちは以前から上司にも伝えてあり、ある日念願かなって、企画部への配置換えが認められました。

「よく仕事をこなしてくれたから、手放すのは惜しいんだけどね」というありがたい言葉までもらいました。毎日の仕事を一生懸命やっていた努力が認められたようです。

うれしくて仕方のないTさんは企画部でも張り切りましたが、慣れない仕事でなかなか成果が出ません。「最初のうちは仕方ないさ。いずれ仕事のコツを飲み込んでうまくやれるだろう」と思ってはみるのですが、新しい同僚たちとの関係まで、ぎくしゃくしているようです。わからないところを聞いてもうるさそうにされるし、女子社員たちも遠巻きにしてヒソヒソ話をしています。

「オレのことを足手まといだと思っているんだろうな」と思うと、会社に出かけるのが憂鬱《ゆううつ》です。最近では、「企画部に入りたいなんて軽々しく言わなきゃよかった」と、後悔ばかりしています。

仕事を早くおぼえなくてはと思っても、周囲の人に冷たくされるのがつらくて、あれこれ質問するのも躊躇《ちゆうちよ》してしまいます。このままでは、いつになったら企画部に慣れることができるのか、まったく見通しがつきません。

「あのまま営業部で飛び回っていたらよかったな。いや、ここに就職したことがそもそもの間違いだったんだ。あのとき、別の会社を選んでいたら……」と、過去を振り返ることが多くなりました。

自分がちっぽけなつまらない人間に思える。何をやっても思ったような成果があげられず、周囲の人ともうまくいかない。

こんなときは、どちらを向いても絶望的な状況に思えます。しかし、そんなに落ち込むことはありません。自分に自信が持てないという内側からの悩みと、仕事や対人関係から生まれる外側からの悩みは、表裏一体になっているものなのです。

ちょっと考えてみてください。自分にしっかりとした自信があるなら、仕事や対人関係が少しぐらいうまくいかなくても、じきに自分を立て直すことができます。その反対に仕事や対人関係がうまくいっているときは、自分を見失ってくよくよ悩んだりはしないものです。

ですから、「あっちもこっちもダメだなんて、救いようがないなあ」と思うことはありません。今はちょっとうまくいかないだけのことです。

自分に自信が持てないときには、ほんの些細な他人の言動が、ひどくこたえるものです。Tさんの質問にうるさそうにした同僚は、たまたまそのとき忙しかったのかもしれないし、営業部でのTさんの活躍を聞いて、「負けていられないぞ」とひそかにライバル心を燃やしているのかもしれません。ヒソヒソ噂話をしていた女子社員たちは、「素敵な人ね」とTさんを意識しているのかもしれません。

いずれも、自信があるときのTさんだったら、いいほうに受け止めることができたはずです。しかし、今のTさんはつらい思いで頭がいっぱいだったので、悪いほうに悪いほうにと解釈してしまいます。しかも、周囲の人と積極的につき合うことができないので、思い込みを解くことができず、ますます孤立した思いになっています。

内側からの悩みと外側からの悩みは、別々に解決することはできません。こう言うと「じゃあ、ますます大変だ」と思うかもしれませんが、実はその逆なのです。

たとえば、仕事がうまくいくようになったら、対人関係も良好になるし、自分に自信が持てなかったことなどすっかり忘れてしまうことでしょう。

悩みにとらわれて小さくならずに、柔軟にものを見て周囲と接してください。山積みになっていた問題も、意外にあっさりと消えるものです。

心のスパイス 17

がんばり屋でいつも無理している自分に疲れたら

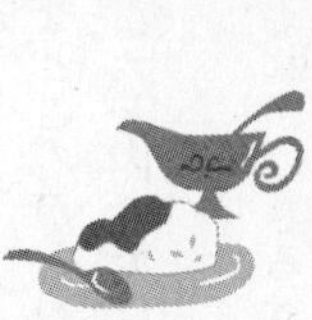

あるメーカーの販売会社に勤めるKさんは、同期入社のなかで営業成績もよく、将来を期待されています。係長に昇進してすぐ、新しい支店開設の計画が持ち上がりました。Kさんは、実動部隊として文字通り休日返上で働き、無事にオープンさせることができました。上司は、「係長になってすぐだったのに、よくやったね」とKさんをねぎらいました。Kさんは「ありがとうございます。皆さんのおかげです」と応じましたが、オープン後も「この支店、うまくいくだろうか？」と心配が続いています。

Kさんのように、何でも見事にこなしたいと考える「がんばり屋さん」は、完璧主義で、気を抜いたりリラックスすることが苦手なため、つい無理を重ねてしまいます。

仕事でがんばるのは言うまでもなく、周囲の人に対しても気を配るので、対外的には順調にステップを登っていきます。しかし、心の中はいつも不安でいっぱいです。常に周囲から期待されていることを感じ、期待はずれをしでかすことが怖いのです。

上司のほめ言葉のなかの「係長になってすぐだったのに」という部分に、Kさんはひっかかりを感じています。「すぐだったから、どこか不備なところがあったんだろうな。ベテランだったら、もっと完璧にできたんだろうな」と内心では不安なのです。

Kさんのように常に高いハードルを設定する人は、「自分ならそれができるはずだ。できなくてはならない」と思っています。

しかし、自信満々なのではありません。むしろその反対に「自信のないもう一人の自分」がいて、「完全にできなかったらどうしよう」と悩んでいます。自信がないから、もっとがんばってすべてを自分でコントロールしようとし、どこかに欠点が見つかるのではないか、これまでの努力がすべてダメになってしまうのではないかと、ありもしない影におびえてしまうのです。

こういった人は、周囲の人と仕事を分担することができないため、何でもかんでも一人で背負い込んでしまい、毎日がハードになる一方です。しかし、「自分ならできる」というプライドが打ち砕かれてしまうと、落ち込みが激しいのです。

上司や周囲の人はあまり気にしていないちょっとした出来事でも、それを大きく考えてしまいます。さらに、これまでは他人よりも何でも上手にこなしてきたため、自分の判断力を過大評価していますから、「こんなことではダメだ」と思い込み、周囲の慰めやアドバイスもその耳に届きません。

何でも完全にできるスーパーマンなど、どこにもいないのです。「何でもできる」というがんばり屋の自分と、「ダメな自分」の中間点に、その意識を置いてみましょう。

心のスパイス 18

現在を大切に生きるか、未来のために今がまんするか迷ったら

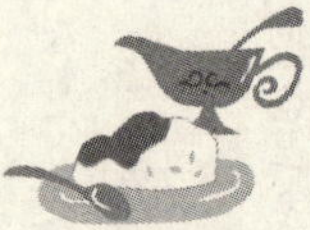

Tさんは、ギャンブルに入れあげて、「ええい、今を楽しまなくてどうするんだ」と後先考えずに消費者金融で借金を重ねました。大穴を当ててすぐに返せるつもりだったのですが、そんな計画では当然返せるはずもなく、ローン地獄に陥って泣くはめになりました。しかも、同僚から金を借りて踏み倒したのが会社にばれて懲戒免職、家族は愛想づかしをして出て行ってしまいました。

Uさんは、童話の『アリとキリギリス』を愛読していました。アリのように一生懸命働いて、老後に楽をしようと計画を立てました。しかし、もう少しで定年

退職というときに体を壊してしまいました。奥さんに身の回りの世話をしてもらっているのですが、「これから旅行に連れて行ってくれるはずだったでしょ」と、奥さんは不平たらたらです。仕事ばかりして家庭を顧みなかったので、共通の話題もありません。Uさんは「つまらない人生だなあ」と後悔しています。

誰もが、幸せでいたい、幸せになりたいと願っています。何が幸せなのか、その基準は人によってさまざまですが、自分の好きなことをしているときに、人間は満足し、快楽を味わいます。現在と未来のどちらかをないがしろにしては、幸福は手に入りません。

Tさんは、ほんの一瞬の快楽のために、長く続く不幸を招き寄せてしまいました。大穴を当てて借金を返済しようなどという計画は、ちょっと考えたら実現不可能なことが明らかです。もし、何万分の一かの確率で大穴を当てたとしても、すぐに次の勝負に手を染めていたことでしょう。Tさんは、未来の自分を無視してしまったのです。

一方のUさんは、未来ばかりを考えて現在を犠牲にしてきました。未来の幸福と現在の犠牲を秤《はかり》にかけて、未来の幸福を選択したのです。これまでの半生はストレスの連続で、楽しいこともありませんでした。

快楽主義者というと、目先の楽しいことばかりを追い求める人のような印象ですが、そうとは限りません。バランスのよい健康的な生活を送り、自分の好きな仕事に打ち込みつつ、家庭生活や趣味を楽しむのが、本当の快楽主義者です。

現在はすべてをがまんして未来の快楽だけを期待するのも、どちらも未来を放棄して現在だけの喜びを追い求めるのも、どちらも健康な心理ではありません。

これからの自分の、望ましい生活設計をちょっと思い描いてみてください。現在と未来のバランスがうまく取れていますか？　毎日の生活の彩りと将来実現させたい夢、そのどちらも大切にしてください。

心のスパイス 19

つらい状況がいつまで続くのか不安になったら

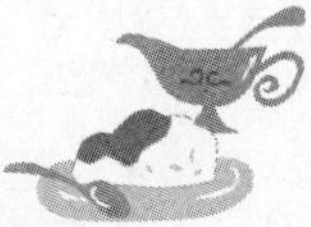

このごろ、「期間限定商品」と銘打った商品が多いのに気がつきませんか？　大きなものでは車から、小さなものでは旬の果物を使ったお菓子まで、「期間限定」と広告を打ったり、大きな文字でパッケージに書いてあったりします。

私たちは、「期間限定」と言われると、その商品がとても貴重なものに思えてきます。「今のうちに買わなくちゃ、すぐに手に入らなくなる」「めぐり会えてラッキーだ」と、すぐに財布のヒモをゆるめてしまいます。

そして、その商品が満足のいくものだったら、「うん、さすがは期間限定だ」といっそういい気分になりますし、ちょっと期待はずれだったとしても、「う～ん。期間限定だから、一般的な好みにはあまり合っていないのかもな」と、自分を納得させます。

広告する側では、そんな消費者心理を見越して「期間限定商品」を次々に世に送り出しているのです。

人間関係も、「期間限定」だと考えてみると、ぐっと違ってくるものです。

たとえば、N子さんはお姑《しゅうとめ》さんが苦手です。近所に住んでいるので、しょっちゅうやって来ては、家事のやり方にあれこれ口を出していきます。でも、N子さんは「同居しているわけじゃないんだから、お義母《かあ》さんが来たときだけハイハイ言っていればいいのよ」と気楽に考えています。

いずれは同居するかもしれませんが、そうなったらそのときに考えればいいのです。同居したからといって、べったり一緒にいるわけではないのですから、今からくよくよ心配しないことにして割り切っています。

会社の上司や同僚に、どうしても気の合わない人がいるときには、一生その人とのつき合いが続くのかと思ってうんざりし、仕事に対する意欲さえ薄れてしまいます。会社を辞めたくなるものですが、ちょっと待ってください。

辞めるのは、いつでもできますから、最後の手段として取っておきましょう。できることなら転職は、その場から逃げだす手段ではなく、前向きな新しいチャレンジとしたいものです。

ひとまず、「このプロジェクトが終わるまでは様子を見てやるか」「次のボーナスが出るまで、がまんしよう」と期間を区切ってみてください。そうすると、少しぐらいのことは耐える気力が出てくるものです。

また、会社にはしばしば異動があります。「あと二年で、毎日顔を合わせなくてすむんだな」と考えることもできます。こちらから、配置転換を申し出ることができれば、そうしてみましょう。

もちろん、会社や部署によって異動のあるなしは違ってきますが、いやなことが果てしなく続くわけではありません。

これはただの気休めではありません。人間との関わりは、それがどんな形であれ、いつかは終わるものなのです。

好きな人や、愛する人との関係も永遠ではなく、言ってみれば「期間限定」なのです。そう思うと、その人といられる時間をいっそう大切にしなければと思うようになりますね。

苦手な人、嫌いな人との時間も、いつしか終わりがやってきます。その前に自分で期間を限定してしまうと、気持ちに区切りをつけて、目標を立てることができます。「これもいい経験だよな」と主体性を取り戻し、自分の感情をコントロールすることが可能になると、気の合わない人とでも、不思議と何とかやっていけるようになるものです。

心のスパイス 20

ちょっとした無理がきかなくなったと感じたら

誰にでも、「無理なことはしたくないなあ。楽なことだけしていたい」という思いがあります。しかし、実際にはそんなことはできません。仕事のうえでも、プライベートな場面でも、多かれ少なかれ気にそわないこと、無理なことをしているものです。

たとえば、朝ベッドの中から出たくない、もう少し眠っていたい。それでも会社に遅刻するわけにはいきませんから、ヨイショッと起き上がって一日が始まります。また、休みのあとの月曜日の朝には、「あ～あ、また一週間働かなくちゃならないのか」と憂鬱な気分になりますが、やはり起き上がって活動を開始します。

このように、毎日のちょっとした習慣のなかでも、私たちはいろいろな無理をしているのです。いやなこと、おっくうなことでも、続けているうちにそれがリズムとなり、やがて生活が形づくられます。

しかし、ちょっとした無理でも、きかなくなることがあります。朝、学校や会社に行こうとすると、体の具合が悪くなる。腹痛だったり、めまいだったり、症状は人それぞれですが、病院に行って詳しい検査をしてもらっても、悪いところが見つかりません。「こんなことじゃダメだ。しっかりしなくては」と本人は心から思っていても、学校や会社に行くことを考えただけで、体が震えてくる。自分を励まして電車に乗っても、また途中で具合が悪くなってしまう……。

人間が生きていくうえで、ある程度の無理は必要ですが、無理の限度はいったいどこまでなのでしょう。

ある人にとっては何でもなくて、むしろ刺激となってゲーム感覚で乗り越えられる障害でも、別の人にとっては大変なプレッシャーだったりします。また、同じ人でも以前は何でもなかったことが、別のときには重く心にのしかかることがあります。

これは、その人がどこまで無理を自分の心でコントロールできているかにかかっています。仕事が山積みのときでも、「キツイなあ。でも、今やっておかないと、後でもっと大変だからな」と思うことができれば、がんばることができます。満員電車に揺られて通勤するのがつらくても、「これも家のローンのためなのだ」と思えれば、がまんできます。

つまり、広く全体を見回して、これも自分のためになって、将来はプラスの方向に働くと納得できるものがあれば、多少の無理がきくのです。

私たちの生活は、どんなことであれ自分が選択した結果なのです。そのときは周囲に流された結果のように思っていても、そこには自分の意志が働いているのです。

学校や仕事を選ぶときでも、本当に自分がいやだったら「NO」と言って拒否し、ほかの道を選んでいたはずです。それが意識のなかにあると、今の自分の状態を納得できるのです。人間は、現実を前向きに楽天的にとらえようとしていくものです。ですから、少しぐらいはつらいことがあっても、「ここでひとふんばりすると、後は楽になる」と思えるのです。

しかし、現状を自分でコントロールできなくなると、「どうして私がこんなことをしなくちゃならないんだろう？」という思いが心を占めます。苦しさばかりを感じて、あらゆる行動を始められなくなります。

苦しさ、つらさしか感じられなくなると、「私の人生は、こんなつらいことばかり起こる」「私だけにこんなつらいことが起こる」と悲観的に考えてしまいます。そして、いいことや楽しいことがあっても、それを感じることができないほど、追い込まれてしまいます。

もはや無理だと思ったら、休みを取ったり別の道を考えることも必要です。しかし、やけっぱちになったり、簡単に放り出したりはしないでください。私たちは、多少の無理をするからこそ、努力して満足できるのです。もし無理をしなかったら、心からの達成感や満足感を味わうことはできません。

無理なことが、あなたを押しつぶすものではないということを納得してください。

心のスパイス 21

頼み事を断れない自分に息苦しくなったら

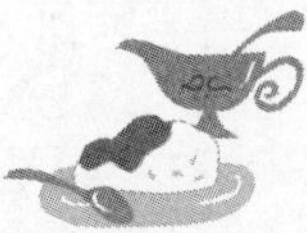

マンガ家志望のFさんは、長年の夢がかなって、やっとデビューを果たしました。だんだん仕事が増えて、締め切りに追われるのも楽しく感じています。

それまで、何回も原稿を出版社に持ち込んでは突き返されていたことを考えると、忙しいのもありがたい。以前は生活費にも事欠いて、アルバイトをしてやっと食いつないでいたので、一日じゅうマンガに専念できるのもうれしいことです。原稿を催促されると、「自分のマンガが必要とされているんだ」とますますやりがいを感じます。

しかし、あまりにもたくさんの原稿依頼が来て、それに追われ続ける毎日を送っているうちに、少しずつつらくなって来ました。依頼が来ても断ればいいのですが、以前世話になった編集者からの頼みだと、そうむげに断ることもできません。また、「駆け出しのマンガ家なのに断ったりしたら、偉そうにと思われて、二度と仕事が来なくなるんじゃないかな」という不安もあります。

たくさんの仕事を抱えすぎて、締め切りに遅れることも多くなりました。「ああ、迷惑をかけちゃってるな」とは思うものの、かえってテレビを観たり雑誌をめくったりして、なかなか仕事に取りかかれないのです。「引き受けて、かえって悪いことしたな」と自責の念にとらわれることが多くなり、部屋に閉じこもってマンガを描き続ける生活から逃げ出したくなっている有様。

このままでは、そのうち本当に蒸発して姿をくらましてしまいそうです。

Fさんのように、それが直接自分の収入に結びつくことでなくても、人の頼みを引き受けることで、その関係はスムーズになります。「できません」「それは無理です」と断ってばかりいたら、いずれ何らかのひずみが生まれるでしょう。

「断りきれない人」というのは、周囲に「いい人、頼れる人」と思われています。それはいいことなのですが、しかし、人の頼みを聞いてばかりいると、自分のペースを見失います。はたから見ているとあまりにも多忙で「これはちょっとオーバーペースじゃないか」と思っても、その忙しさが励みとなって毎日を生き生きと過ごしている人もいます。

忙しいのがストレスになるのは、自分でそれをコントロールできなくなったときです。何か頼まれると断れなくて、山のように抱え込んでしまう人ほど、自分のペースを守ることを意識しなくてはいけません。

「断ったら、相手が気を悪くするんじゃないか」と心配だったら、自分が今どんな状態にあるかを話してみましょう。

「今これこれの仕事で手いっぱいで、何日まではちょっと無理です」といったふうにです。誠実に話せば、相手はわかってくれるはずです。それで気を悪くするような相手なら、その関係がおかしくなっても仕方のないことです。あなたの都合や気持ちを考えてくれず、ただ「便利な人」と思っていただけなのかもしれません。

また、すでに山ほど仕事を抱え込んでいるなら、催促されても気持ちの中までは追い立てられないように、自分のペースを守りましょう。そして、「これが精いっぱい、限界です」ということをアピールするのです。

一番よくないのは、何も言わずにすべてを引き受けてにっちもさっちもいかなくなり、ある日突然すべてを放棄してしまうことです。それまであなたの状況を知らなかった相手は驚き、とても困ってしまうことでしょう。

自分のペースを取り戻したいなら、周囲の人に忙しいこと、これ以上は無理なことを明らかにすることです。あなたは一人の人間ですが、周囲の人はそれぞれの都合で何かを頼んできますから、「一人対大勢」という様相になっています。周囲に合わせすぎると、心も身体もへとへとになります。

また、あまりにも忙しかったら、思い切って休みを取ってみましょう。「忙しいのに、休みだなんてとんでもない」と思うかもしれませんが、疲れがたまって身体をこわしでもしたら、周囲にかける迷惑はもっと大きくなります。

マンガ家のFさんが、締め切りが迫っているにもかかわらずテレビを観たり雑誌をめくったりしているのは、無意識のうちに休みを取ってリフレッシュしているのです。

休みを取るまではできなくても、「手抜き」をすることならできるでしょう。「手抜き」はとかく悪い印象のある言葉ですが、上手な手抜きは仕事のテンションを持続させるための技術でもあります。

何でもかんでも、ずうっと全力投球を続けていたら、へばってしまうのは目に見えています。ベテランの舞台俳優やオペラ歌手は、大変上手に「手抜き」をするそうです。主役を張るような人は、何時間も舞台の上に出ずっぱりです。観客の視線を一身に浴びているのですから、気をゆるめることはできませんが、山場ではない部分や、ストーリーの展開が脇役中心になっているときは、演技のテンションを低くします。そのほうがクライマックスでぐっと盛り上がる、いい舞台ができるそうです。

私たちも、人生のベテラン俳優を目指して、自分のペースで巧みな手抜きができるようになりたいものです。

心のスパイス 22

何ごとも他人のせいにする自分に気づいたら

私たちは、「優しい人」「いい人」でありたいと思っています。身近な人や、街で出会った人に何かをして、「ありがとう」「助かったわ」などと感謝されると、心の中がぽっと暖かくなるような喜びを感じます。

しかし、人の意見に合わせすぎたり、気を遣いすぎたりしていると、自分の意志がどうなのかを見失ってしまいます。自分のために何かをしたり、怒ったり、笑ったり、幸せを感じることを、後回しにしてはいませんか？

自分に優しく、自分を大切にすることを忘れないようにしましょう。こう言うと、「そんなことをしたら、自分勝手だと言われるんじゃないかな？」「まわりの人にジコチュー、エゴイストと思われたら困る」と思うかもしれません。しかし、本当の優しさは自分をゼロにすることからは生まれないのです。

自分に生き生きとした感情がなければ、人の気持ちを察することはできません。自分を押し殺した優しさは、そのときはよくても、いずれはうわべだけでその場限りのものになってしまうことでしょう。

また、「私はこんなにしてあげているのに」とばかり思っていると、こうなったのは相手のせいだ、この人が悪いんだというマイナス感情が生まれることもあります。

うまくいかないこと、思い通りにならないことがあるたびに、「あの人が悪い、この人が悪い」と他人の責任ばかりを追求するのは、自分の主体性を放棄しているからです。自分には責任がないと思っているので、問題解決に積極的に関わろうとはせず、さらに誰かに対するイライラを強めるばかりです。

自分を尊重して自分に優しくするということは、他人を押しのけたり、迷惑をかえりみず勝手気ままに振る舞うこととは違います。自分のことをちゃんと考えると、ものごとから目をそらさずに真正面から取り組むことになります。責任や負担という重い荷物を背負い込むことだってあるのです。

「自分ががんばろうとしている」「自分がこの仕事をやりとげたいと思っている」「自分がこの人に優しくしたい」という、地に足がついた感覚を取り戻しましょう。責任や負担があっても、心の中は余裕を持っていられるはずです。

主体性を持つことで、傷ついたり悩んだりすることもあります。自分を抑えているときは、感情にベールがかかっていますから、自分を抑えるのをやめるとかえってつらく感じるかもしれません。

しかし、今できることをひとつひとつ片づけていけばいいのです。

自分に優しくできる人は、本当に相手のためになる優しさを発揮することができるのです。

心のスパイス 23

前向きになれない自分がイヤになったら

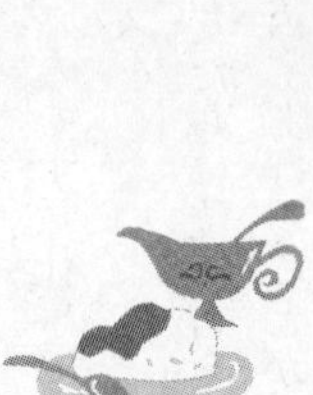

　このところ、「前向き思考」「ポジティブ・シンキング」「何ごともプラスに考える」といった言葉がブームです。

　もちろん、何ごとにも否定的だったり、いつでも悲観的だったりしては、よくありません。何でもかんでも「ＮＯ」「あんなもの、価値がない」と言ってみたり、実体のないものをいたずらに恐れたりしていては、何も行動できないままです。せっかくの力を発揮する場も、与えられないでしょう。

　しかし、あまりにも前向き思考がもてはやされた結果、困ったことが起きてきました。「私は前向きになれない、ダメな人間だ」と悩む人が増えたのです。たしかに前向き思考はいいことですが、それは絶対のものではありません。

人は、前向き思考だけでは片寄った考えしかもてないからです。もし、前向き思考しか許されないとしたら、おかしなことになってしまいます。仕事でミスをしても平気で何の責任も感じない、失恋しても悲しくない、そんな人間は何だか不気味でさえあります。

人間は、時には後ろ向きになって悩んだり苦しんだりするから、成長していくのです。そして、他人の苦しみや悲しみも理解することができるのです。

前向き思考一辺倒ではなく、時には後ろ向きになってもいいのです。仕事でミスしたら、反省して落ち込む。そうすれば、次からは同じミスをしないよう、注意深くなることでしょう。失恋したら、メソメソと悲しんで友だちに泣き言を言う。そうすれば、誰かが失恋したときは、泣き言を聞いて慰めてあげることができるでしょう。

後ろ向き思考の自分、マイナスの自分でも、いつかは役に立つのです。役に立つというのは、すぐに利益になるとか、次の人事考課でいい評価がもらえるとかいう、単純なことではありません。

悩みがあって前向き思考になれないときこそ、自分を見つめ直すチャンスです。前向き思考ばかりだと、自分の弱点や欠点から目をそらすことになってしまいます。

後ろ向きになっている自分を、「こんな自分だからダメなんだ」と責めなくていいのです。その悩みは、あなたを必ず高めてくれるはずです。前向き思考ばかりにとらわれず、マイナスな自分も活用してください。

心のスパイス 24

ほしいものを手に入れても、満足できない自分を感じたら

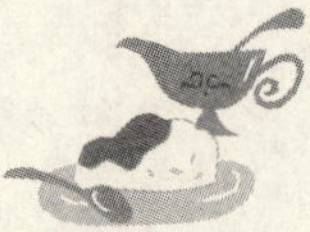

R子さんは、結婚して会社を辞めたら幸福になれると思っていました。その夢の通り、優しい男性を見つけて結婚し、郊外のマンションで新生活をスタートさせましたが、夫は仕事ばかりで忙しく、せっかくの休日も疲れたと言っては寝てばかりいます。

「こんなはずじゃなかった」とR子さんは不満です。つき合っていた頃は優しさが魅力に思えた夫も、今では優柔不断ではっきりしないように思えます。子どもができたのを機会に、思い切って一戸建てを買うよう、夫に言いました。

「やっとこれで幸せになれる」とバラ色の毎日を思い描いていましたが、一戸建てはさらに郊外なので、夫は朝早く出勤し夜遅くならないと帰ってきません。家事をちっとも手伝ってくれないうえに、ローンのために家計も苦しく、楽しいことは何ひとつありません。

隣の家はR子さんの家より広いうえ、ピカピカの新車があります。奥さんはブランド物の洋服を着ているし、御主人も子育てに協力しています。R子さんは、夫の給料が安いからこんなつまらない暮らししかできないんだ、と毎日ため息ばかりついています。

幸福とは、自分のほしいものを手に入れることだ、と多くの人は信じています。流行の服や宝石、家や車と、ほしいものはたくさんあります。ほしいものを手に入れると大喜びし、手に入らないとがっかりします。

また、ほしいものとは物質ばかりではありません。安定した生活や、心地よい環境、仕事や勉強で高い評価を得て、周囲の人から尊敬されること。そして恋人や友だち、家族をも、ほしいと思うのは自然なのです。

しかし、「ほしいから手に入れる」という幸福感は長続きしません。欲求はどんどん広がっていきますから、ほしいものがずらりと並んだリストをずっと握りしめているようなものなのです。

もっと給料が上がったらあれを買えるしローンも返せる、もっと子どもの成績がよかったら自慢できる、もっと時間があったら趣味を楽しめる、もっと素敵な恋人だったらみんなに羨ましがられる。しかし、一つの望みがかなったところで、満足できるのはほんの短い間だけ。すぐに次の望みを必死で追いかけることになります。

テレビも雑誌も、消費者の目を引きつける広告に満ちています。私たちは、知らず知らずのうちに欲望をあおられているのです。

望むものを追い求めている間は、心から満足することができませんから、ストレスを感じます。「もっと、もっと」と自分の欲求に追いかけられて、休む暇がないのです。

人間関係でも同じようなことが起きます。ひと目ぼれした彼（または彼女）にアタックし、つき合い始めたとします。最初は自分にはもったいないほど素晴らしい人に思え、幸福のあまり天にも昇る心地だったのに、やがて彼（または彼女）が自分の思っていたような理想の男性（または女性）ではないことに気がついて、がっかりしてしまいます。

この先は二つのパターンがあります。「なあんだ、こんな人だったのか」と関係を解消して、別の相手を追い求めてまた同じようなことを繰り返す人もいますし、「どうしてこんな態度を取るんだろう？　だから私は幸せになれないんだ」と不平不満をずっと抱いたまま一緒にいる人もいます。しかし、どちらも「幸福になりたいのに」と思い続けることでは共通しています。

望むものが手に入ったからといって、今とは違う人生がすぐに始まるわけではありません。どうしたら幸せになれるかという、思いつきや計画に縛られるのはやめましょう。

心のスパイス25

「理想の自分」を演じることに疲れたら

A子さんの家に、旦那さんの友人が大勢やって来ることになりました。こんなときA子さんは何日も前から大掃除を始め、お客に出す料理をあれこれ考えます。今回は、「お客様に出すのだからご馳走にしなきゃ」と、高価な食材で中華料理をつくることにしました。

「失敗したら大変」とお客がやって来る前に一度料理をつくってみたり、当日着る洋服を決めたりで、すっかり疲れてしまいます。しまいに、「あなたが友だちを呼んだりするから悪いのよ」と、旦那さんに文句を言ったりします。

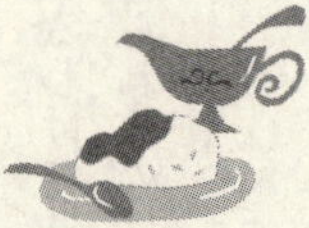

やって来たお客たちは、A子さんの手料理に感心し、「いや奥さん、ご馳走さまでした」と上機嫌で帰って行きます。しかしA子さんは、汚れた山のようなお皿を前に、「もうお客さんが来るのはうんざりだわ」と思っています。お料理やお酒で、お金がかかるのも面白くありません。

B子さんの家では、お客が来るからといって、特別なことはしません。ふだんよりはちょっと丁寧に掃除をして、ちょっとしたお料理をつくるだけです。それでもB子さんは、お客が来るといろいろな人とおしゃべりができるので楽しく思っています。

お客のほうでも、料理やお酒を持ち寄って、B子さんと旦那さんに負担をかけないようにしています。

A子さんは、お客と楽しい時間を過ごすことよりも、「お客様にどう思われるだろう?」ということに心をくだいています。ちょっとでも不手際なところがあってはいけないと、自分や家を、いつもより立派に見せようとがんばります。しかし、そのために強いストレスを感じ、お客が来るのを内心では歓迎していません。

一方のB子さんは、ありのままの自分でお客と楽しんでいます。お客のほうでもそれを感じ、いわゆる「ふだん着のつき合い」をしています。

しかし、A子さんが内心では不機嫌になるほどの努力をしていることを、お客は気がついていません。もっと簡単なもてなしでも、家に招いてもらったことでお客は十分に感謝し、楽しい時間を過ごせるのではないでしょうか？

「もっと部屋をきれいにしなくちゃ」「もっと豪華な料理にしなくちゃ」と、「もっと、もっと」は果てしなく広がっていきます。やるべきことは、次々に見つかりますから、A子さんはゆったりした気持ちでお客をもてなせません。

私たちは誰でも、自分をよりよく見せたいと思っています。もちろん、向上意欲のあることはいいことです。しかし、こうありたいという理想の自分が、あまりにも遠いところにあると、「こうだったらいいのにな。でも私は……」「ああなりたいものだが、現実は……」と、そのギャップに苦しむのです。

まず、ありのままの自分、今の自分を大切にしてください。私たちの生活は、たくさんの「しなくてはならないこと」に満ちています。朝、目ざめてからのことをちょっと考えてみただけでも、顔を洗い、歯を磨き、寝巻きからスーツなどに着替え、髪型を整え、ひげをそったりお化粧したり……家のドアに鍵をかけて出ていくまでを考えただけでも、とても数え切れません。

「ありのままの自分、今の自分では、人にどう思われるか不安だ」という人は、「もっと、もっと」と先回りしてすべてを立派にこなすことが、不安を解決すると思っています。しかし、それではゴールにたどりつく前に、疲れ果てて一歩も先へ進めなくなることでしょう。

ありのままの自分を大切にすることが難しいと思うなら、まずありのままの他人を認めることから始めてみましょう。これまでは短所だと思って批判的に眺めていた部分が、別の面から見ると長所になります。それは、同様に自分にも当てはまることなのです。

人づき合い編

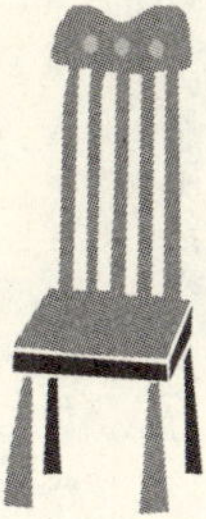

心のスパイス 26

人づき合いは苦手と思い込んでいるなら

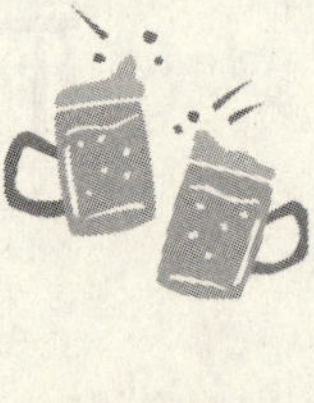

「私は人づき合いがヘタだから」と、人とつき合うのを尻込みしたり、人の輪に入るのを避けている人がたくさんいます。特に、内向的だったり、人と接することの少ない仕事についている人に、その傾向が見受けられるようです。

しかし、「あの人は人づき合いがヘタだなあ」と他人に評されている人は、実はそれほどいません。「人づき合いがヘタだ」というのは、自分だけの思い込みであることが多いのです。

そういう人は、一人で過ごすのが苦痛ではなく、自称「人間嫌い」だったりします。無理に人とつき合うと、かえってストレスを感じるからと言います。

では、人づき合いが好きでいつもみんなと楽しくやっている人が、人間関係でまったくストレスを感じないかというと、そうではありません。気を遣ったり、他人の言動に傷ついたり、時として気分を害したりしているのです。

夢のように楽しい、理想的な人づき合いなどというものはないのです。人づき合いが好きか嫌いか、得意か苦手かという違いは、本人の認識によっているだけ、という場合がほとんどです。

「人間嫌い」という人の中には、過去に心が深く傷つくようなショックな出来事があって、それ以来人づき合いを避けている人もいます。

しかし、それより圧倒的に多いのが、これまであまり深く人とつき合わなくても何とかなって来たし、友だちがいなくても格別不自由はしなかったので、それでいいんだという人です。そして、一人で過ごすことに満足していると、ますます人と接することが面倒になり、他者との接点がなくなってゆきます。

ふだんはそれでいいかもしれませんが、何か大きなストレスが起こったときに、相談したり支えとなってくれる人が誰もいないというのは、やはり考えものです。

「何か困ったときのために友だちをつくっておくなんて、計算ずくみたいで嫌だなあ」と思うかもしれません。確かにそういう考え方もありますね。

でも、友だちは何かあったときの支えになってくれる、そして友だちは人づき合いをしている中からできるのだということを、よく覚えておいてください。

「何か困ったときのために友だちをつくっておくなんて、計算ずくみたいで嫌だ」という考えは、本当の人間嫌いだったら頭に浮かばないはずです。友だちと純粋な気持ちで、自分の利益を度外視してつき合いたいと思っている証拠です。

「人づき合いがヘタだ」「人間嫌い」というのは、ただの思い込みではありませんか？　話し合ってみたい人、一緒に酒を飲んだり遊びに行ってみたい人がいたら、自分からもっと気軽に声をかけてみましょう。

心のスパイス 27

人と話をするのが苦手と思い込んでいるなら

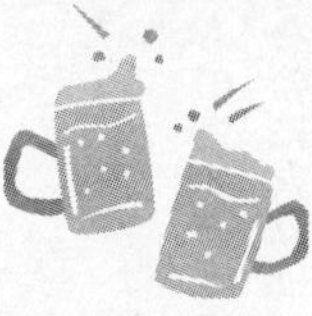

初めてのデートや接待に出かける前、私たちは「何を話そうかな?」と考えます。「そういえば、この前聞いた小咄《こばなし》は面白かったな。いや、趣味を聞くといいんだな」などとあれこれ計画を練ったりします。

しかし、いざ相手と向かい合うと、用意してきた会話の材料が役に立つことは、ほとんどありません。

何のきっかけもなしにいきなり小咄を始めたら、相手はびっくりするでしょう。「あの、ご趣味は?」と聞いても、自分にはなじみのない趣味だったら、その後の会話に続かず、かえって気まずい時間が流れるだけです。

会話はスピーチとは違います。あらかじめネタを準備しておいても相手の反応によって流れが変わりますから、計画通りスムーズにできるものではないのです。

では、「人と話をするのがどうも苦手で」という人は、会話によるコミュニケーションをあきらめなくてはいけないのでしょうか？　そんなことはありません。

会話が上手だと言われている人は、いつも周囲の人とにこやかに話をして、笑いの渦の中心にいます。それを見ていると、「あんなふうに話し上手だったらいいなあ」とうらやましく思います。

でも、その会話をよく聞いてみると、その人が面白い話をしているわけではありません。それよりも、周囲の人のほうがたくさん話をしているものです。その人は、あいづちを打ったり、話を引き出しているだけです。それなのに人々は、「あの人と話をすると楽しいね。また会っておしゃべりしたいものだ」と満足しています。

人は、「聞き上手」でいると、相手に好印象を与えることができるのです。「聞き上手」になるのはとても簡単です。どんな話でも、熱心に聞いてあげればいいだけなのですから。

話すことは、その人の感情表現であり、思いを吐き出すことです。面白そうにその話を聞くことは、その人に興味があり、共感しているというアピールなのです。人はじっくり話を聞いてもらうと、「自分は大事にされている」と嬉しい気分になるものです。

まずは、相手が話しやすい雰囲気をつくってあげましょう。肩の力を抜いて心を開き、問いかけるような様子を見せます。話が始まったら、「うん、うん」「へえ、そうなんですか」とあいづちを打ちながら、相手の目か口元に柔らかい視線を注ぎます。

自分の考えや判断とは違うところがあっても、すぐに口を差しはさんだりしないで、まずは話を聞き続けます。そして、常に自分がその人と同じ立場にいるつもりでいましょう。そうすると、話に対する理解がより深まります。

話の山場や大切な部分では、より積極的に聞く姿勢を見せます。驚いたり、感心したら、「うわあ、すごいですね」などと、口に出します。

わからない部分があったら、「それはこういうことですか?」と質問をしてもいいのです。これは、熱心に身を入れて聞いていることの証明です。

そして大切なのは、話の全体像を理解することです。相手の体験や考えを知ることで、自分の視野も広がります。

「人と会話をするのが苦痛だ」という人は、何か面白い話をしなくては相手がつまらないと思うのでは、と思い込み力んでいるのです。しかし、無理に話をする必要はありません。相手の話を誠実に聞くというのは、その人に対する最高のもてなしなのです。聞き上手になるには、特別な知識も技術もいりません。

心のスパイス 28

引っ込み思案で社交的になれないと思っているなら

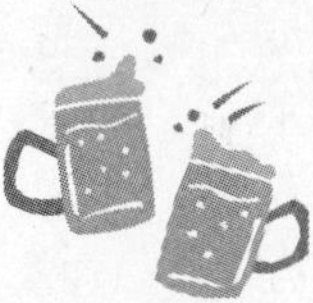

人間関係がうまくいかない、人と接するのが苦痛という人は、たいてい「私は明るくないから、大勢でワイワイやることができない」「引っ込み思案で、積極的になれない」と言っています。

「こんな性格を変えたいんだけど、かえってぎこちなくなって」とますます自信をなくしている人もいますが、性格をムリに変えることはないのです。

そもそも、性格を変えるのは大変困難なことです。性格は遺伝に大きく左右されていますし、その人の生まれ育った環境にもよります。ですから、今さら変えようとして、それがうまくいかないからといってコンプレックスを感じることはありません。

どんな性格にも、プラスの面とマイナスの面があります。性格は、周囲の様子とのかねあいで成り立っているものなのです。

「明るい性格」といっても、いつでもにぎやかすぎてひっきりなしにしゃべっている人は、周囲の人に迷惑がられることもあります。

「はきはきしている」といっても、あまりズバズバ物を言いすぎると、逆に人の機嫌を損ねてしまうことがあります。

「行動力がある」と言われる人は、強引だなあと敬遠されたり、先走って失敗することもあるのです。

また、会社にはよくその場を盛り上げるのが上手で、「宴会部長」と呼ばれて親しまれている人がいますが、そういった人は「みんな楽しんでるかな？　今のジョーク、きつくなかったかな？」などと気苦労をしているものです。

人々を笑いの渦に巻き込むコメディアンや落語家は、実は神経質でピリピリした人が多く、家族やお弟子さんは、機嫌を損ねないようそっと接しているのだそうです。

はたから見ると、陽気で社交的で、何のこだわりもなく世の中を渡っているような人でも、内面はどうなのかわかりません。

明るくない人、消極的な人でも、いい人間関係を築くことはいくらでもできます。自分でしゃべることが苦手だったら、じっくりと人の話を聞いて一緒に考えてあげる。細かいことにこだわるのだったら、物事をきちんとこなす。引っ込み思案の人は慎重なのですから、周囲が浮き足立っているときこそ、冷静な見方ができるはずです。

無理に明るくしなくてもいいのです。自分の性格を変えるより、プラスの面を伸ばしてみましょう。その場にいるだけで周囲が安心できる人、何かトラブルがあったら相談に乗ってあげられる人になれるはずです。

心のスパイス 29

周囲から「いい人」と思われなければと思っているなら

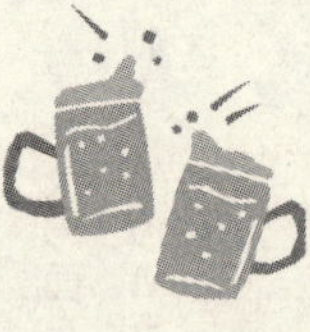

J子さんは、友だちや会社の人から何か頼まれると、とにかくそれを引き受けてしまいます。お稽古事のある日に残業を頼まれたとしても、「はい、いいですよ」と答えて不満そうな気配も見せません。周囲の人も、「J子さんなら頼みを聞いてくれる」と思っているので、どんどん用事を持ち込んできます。しかし、そのためにJ子さんは自分の予定をキャンセルしたり、せっかくの約束を反故《ほご》にすることがしょっちゅうです。

友だちからは「いい人」、会社の人からは「素直な子」と思われているJ子さんですが、このままでいいのでしょうか？

J子さんには広く浅くたくさんの友だちがいますが、胸の内を打ち明けて、何でも話し合える友だちはいません。また、会社でも周囲の人とうまくやってはいるのですが、仕事に生きがいや手ごたえを感じられません。

みんなと楽しく過ごしている最中でも、J子さんは「私が何でも頼みを聞いてあげるから、便利屋だからつき合っているんだろうな」と思ってしまうのです。

J子さんのようなタイプの人は、自己犠牲が習慣になっています。これは心理的に健康な状態とは言えません。

恋愛に夢中になっていて「私は尽くすタイプで、彼のためにすべてを捧げているの」という人、これは一時的な熱病のようなものでしょうし、自己犠牲の対象も一人だけです。しかしJ子さんは、自分のやりたいことをあきらめてまで他人のために尽くし、それがずっと続いているのです。

しかもそのために、友人関係にまで負担がかかっています。現在つき合いのある人の中には、心の底からJ子さんとの交流を楽しく感じ、頼みを聞いてくれようがそうでなかろうが、つき合いを続けたいと思っている人がいるかもしれないのです。

J子さんは、もっと自分自身に関心を持ち、自分の利益を第一に考えていいのです。「自分の利益が第一だなんて、そこまでエゴイストにはなれない」と思うかもしれませんが、そうではありません。何か頼まれたとき、自分の都合がつくなら引き受けて、都合が悪かったらその事情を話して断ればいいだけです。

自分の事情を他人の事情よりわずかでも優先させることに気が引ける人がいたら、少々の自己犠牲は覚悟できていればかまいませんが、それもほどほどに。

そうこうしているうちに、本当に胸のうちをさらけだしてつき合える人がわかってくるでしょう。

心のスパイス30

第一印象は変わらないと思っているなら

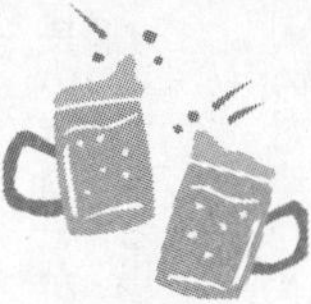

できるならば、自分にとって好きな人、感じのいい人だけとつき合っていたいものです。でも、そんな都合のいいことができるわけはありません。遊び友だちや趣味の仲間ならば、嫌いな人を避けることもできますが、社会生活はそういう場面だけではないのです。

会社や学校、そして近所づき合いの中には、自分にとって気の合わない人、感じの悪い人もいることでしょう。だからといって、避けてばかりいるわけにもいきません。一緒に長い時間を過ごして仕事をしたり、勉強したり、何かしなくてはいけないことがよくあるものです。

そんなときは、どうしてその人と気が合わないのか、何が原因で感じが悪いと思っているのかをちょっと考えてみましょう。

こちらに攻撃的だったり、実際に害をなすのなら、具体的な手段を考えなくてはいけませんが、そういったことはあまりないものです。むしろ、「どうも会話がかみ合わない」「価値観がまったく違う」といったような何とはなしのイメージで、その人に苦手意識を持っているのではありませんか?

これは、具体的な理由があっての好き嫌いというよりは、「相性がいい」「相性が悪い」といった程度のものです。そして、相性のいい悪いは、長い時間をかけて深くつき合ったうえでのことでなく、第一印象をそのまま引きずっている場合が多いのです。

最初の感じが悪かったために苦手意識を持ってしまうと、その人のちょっとした言動も気に障り、欠点が大きく見えるものなのです。

しかし、最初のうちは「どうも合わないなあ」と思った人でも、時間の経過につれ、その印象が変わっていくことがあります。

初対面のときには無愛想で冷たく見えた人が、実は照れ屋で裏表のない誠実な人だったり、おしゃべりで騒々しく見えた人が、実は親切な人情家だったり。そんなことはいくらでもあるのです。相手のほうも、初対面では緊張しているのですから、なかなか本当の自分を見せることができないでいたのです。

ですから、「どうも苦手だな」という人でも、イヤなやつ、感じの悪いやつと決めつけないでおきましょう。また、その逆に、無理をして合わせようとしたり、やたらと遠慮する必要もありません。

相性が悪いということを認めて、その感情をそのまま胸の中に置いておけばいいのです。第一印象と違って、実はあなたと気の合う人なのかもしれませんし、やはりずうっと気の合わないままかもしれません。

そして、外面にあらわれる行動は、笑顔での挨拶や、義務をちゃんと果たすという必要最低限のところで振る舞っていればいいのです。

「内心では嫌っているのに、外ヅラだけよくするなんて」と罪の意識を抱かなくていいのです。社会生活を営んでいるのですから、相手には不快な気分を与えないようにするのが、大人としてのルールなのです。媚びへつらうこととは違います。

無理をしないで、相手のキャラクターを認めることが、人づき合いの基本です。あなたがその人を嫌いだからといって、ぶっきらぼうに接したら、相手は嫌な思いをすることでしょう。かといって、その人があなたのキャラクターに合わせて性格を変えることなどもありえません。

「この人はこういう人なんだな」と、ある意味であきらめ、開き直ってみると、ぐっと気持ちが楽になるはずです。

私たちは、「みんなと仲よくつき合いたい。誠実にやっていきたい」と思っています。誰かを「嫌いだな、苦手だな」と思うことに、申し訳ない気持ちさえ感じているのです。ですから、何とか仲よくなろうとしてつい無理をしたり、相手が自分の思うように振る舞ってくれないので、イライラしたりするのです。

あきらめて開き直るのは、相手に対しても失礼なことではありません。あなたが「イヤだな」と思う部分も、その人の個性なのです。必要最低限の礼儀でつき合うことで、相手の個性も、そして自分の個性も尊重できます。

心のスパイス 31

ギクシャクした人間関係に不安を感じたら

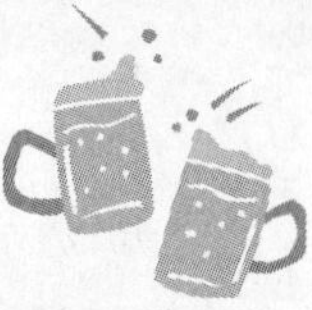

誰かとの関係がギクシャクしているとき、私たちは「自分の気持ちがうまく伝わっていないな」と感じます。そして、自分の言動が相手を傷つけてしまったのではないか、相手が腹を立てているのではないか、これまでのつき合いがダメになってしまうのではないかと、さまざまな不安が心をよぎります。

こんなときは、どうしても自分だけの視点で考えてしまいます。それまでのような冗談が通じなくなったり、ちょっとした視線が気になったり、自分だけが感じることを材料にして、不安だけがどんどん大きくなります。

こういった不安は、相手が自分にとって大切な人であればあるほど、またその関係がかけがえのないものであればあるほど、大きくなります。

しかし、これは自分だけの思い込みであることが多いのです。もしも、実際に相手が「もう、君とは関わりたくないな」と言ったのだとしたら、それまでのギクシャクしたいきさつを釈明したり、謝ったりできるはずです。

自分の思い込みでつくりあげた「不安な世界」に閉じ込もったまま踏み出せないでいるから、状況を打開できないのです。思い込みから抜け出したいなら、現実をもう一度見直すことです。

思い込みが生まれるのは、「現実を知るのが怖い、真実から目をそむけたい」という心理があるからです。だから、それがたとえ「不安な世界」であっても、自分だけの世界に逃げ込んでしまうのです。

しかし、思い込みのほとんどは、現実よりも悪い状況を思い描いてしまうものです。私たちは、知らず知らずのうちに「最悪の事態」を想定して、現実に悪い状況に出会ったときのショックを和らげようと心の準備をしているからです。

とかく「現実」という言葉は、「現実は甘くない」「のがれようのない現実」な

ど と、厳しいイメージがついて回るものですが、思い込みのほうがずっと厳しく、恐ろしいことだってあるのです。

ですから、現実に具体的な問題があるかどうか、考えてみましょう。もし問題が見つかったなら、その解決策を考えて、少しずつでも実行に移してみるのです。そうでなければ、いつまでも「不安な世界」にいることになってしまいます。

もしも、誰かとの人間関係がギクシャクしているなと思ったら、信頼できる第三者の意見を聞いてみるといいでしょう。片寄らない冷静な意見を聞くことができるのはもちろんですし、誰かに話をしているうちに自分の気持ちも整理できます。ここまできたら、一歩踏み出すのは簡単です。

心のスパイス 32

言うことを聞いてくれないと不満を感じたら

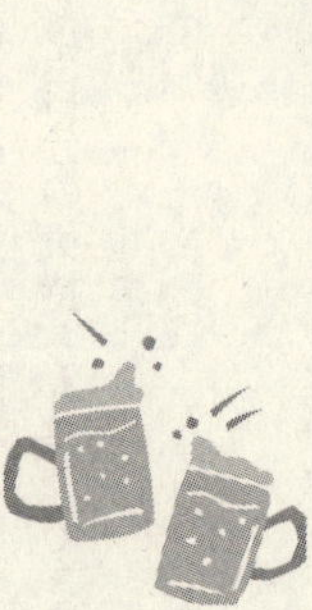

「私があんなに言ったのに、全然態度を変えてくれない」。こんなときは、相手に軽んじられていると感じ、自分で自分がどうでもいい人間のような気がします。

しかし、あなたの意志や気持ちは、ちゃんと相手に伝わっているのでしょうか？　自分では言葉にしたつもりでも、それが正しく受け止められていなかったり、悪意ではなくても聞き流されている可能性があります。

たとえば、あなたがふだんから口数が多いなら、そのなかに真剣な願いや要求が混じっていたとしても、相手は「ああ、また何か言ってる。よくしゃべるヤツだなあ」としか思われていなかったり……。

こんな場合は、「今から話すのは大切なことだから、ちゃんと聞いてほしい」と真剣な表情ではっきり言いましょう。そうすると相手は「おや、何ごとだろう。いつもと雰囲気が違うぞ」と改まった気持ちになって耳を傾けます。

自分の願いを、できるだけ具体的に言葉にしましょう。

貸し出した重要書類を返すのに、いつもデスクの上に黙って置いて行ってしまう人に、「ちゃんとしてくれよ」「少しは気をきかせてくれ」だけでは通じません。「重要書類だから、なくしたり他の人に見られては困るんだ」と問題点を説明します。そして、改善するべきところを「僕がデスクにいないときは、君が持っていてくれ」と具体的に説明します。

また、「あなたはいつでもこうなんだから」「まったく、そういう性格だから」と話を広げすぎては、相手も言動をどう直したらいいのかわかりません。また、全人格を否定しかねない言葉は、失礼です。「今、こうしたけれどそれはやめてほしい」と、特定すると、相手の心に訴えることができます。

また、自分の要求が相手を傷つけ、気を悪くさせそうだと思ったら、相手の立場もちゃんとわかっていることをアピールします。「これまでは君のやっている通りでよかったんだけど、仕事の流れが変わっちゃってね」といった具合です。人間は、自分の立場を尊重されていると思うと、心が広くなって、相手の言うことを素直に聞くようになります。

曖昧な言葉を使ったり、曖昧な態度をとっていると、相手の言動も曖昧になります。厳しい言葉や態度には、相手の言動もそうなります。自分の言うことを聞いてもらえないと嘆く前に、自分自身の相手との関わり方について考えてみましょう。

心のスパイス 33

自分のことをわかってくれないと不満に思ったら

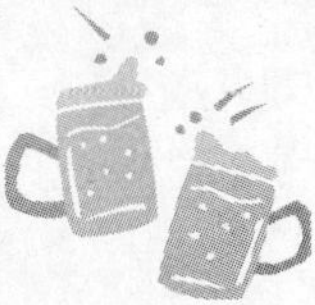

同棲生活を送っていたカップルが結婚しました。妻も独身の頃の仕事をそのまま続けている共働き夫婦です。ところが、結婚して間もなく、二人の関係がギクシャクし始めました。

夫は、「せっかく結婚したんだから、家ではのんびりしたい。女房の手料理で一杯やるのが楽しみ」と思っているのに、妻は「結婚はしたけど、仕事で疲れて帰ってくるのは同じ。それなのにちっとも家事を手伝ってくれない」と不満だったのです。

二人は、それぞれの考えがごく当たり前のことだと思っていたので、とりたてて口にすることもありませんでした。そのうち小さな不満が積み重なって、ギクシャクするようになったのです。

「目と目で通じる」「以心伝心」という言葉があるように、日本人は言葉に出さなくてもお互いの気持ちがわかることをよしとする気風があります。

なるほど、親と子、夫と妻、恋人同士、友人同士、そして上司と部下の間でも、その関係がうまくいっているときは、たいていのことはわざわざ口に出さなくてもわかる状態になっています。しかし、一度気持ちがズレてしまうと、やっかいなことになります。

かみ合わなくなった歯車は、そのままでは元に戻りません。しかし、これまでうまくいっていた親しい間柄ほど、「わかってくれるはずだ」「どうしてわかってくれないんだ」と思ってしまい、いつの間にかズレが大きくなるのです。

どんなに親しくても、血のつながりがあっても、お互いに別の人格なのですから、その心をすべてわかることも、わかってもらうこともできないのです。

ことに、現代社会では誰もが多忙です。目と目を合わせて時を過ごすのは、知り合って間もない、うまくいっている恋人同士くらいなものです。

「わかってくれるだろう」「わかって当然だ」というのは、相手に期待をかけていることです。それが伝わらないと、まずはがっかりします。次に相手に対して不満を抱き、それがしだいにエスカレートして怒りに変わっていきます。

また、わかってもらえないことから、「私はあの人にとって、どうでもいい人間なんだ」と落ち込んでしまい、ますます気持ちを表現できなくなります。気持ちのすれ違いですっかり疲れてしまうのです。

このカップルの場合は、結婚しても生活のパターンは以前とまったく同じだったので、気持ちのズレを話し合っていませんでした。話し合いのチャンスはいくらでもあったのに、お互いにその必要性に気がついていなかったのです。

ところがある日、夫と妻の共通の友人が遊びに来ました。そして雑談をしているうちに、「聞いて聞いて、この人ったらね」「オレだって言いたいよ」と不満を口にしたのがきっかけで、お互いの気持ちを理解したのです。

自分をわかってもらうためには、やはり言葉が必要なのです。ですから、誰かとのコミュニケーションがうまく取れていないなと感じたら、相手にそれを伝えてみましょう。なるべく早いうちがいいのですが、間に合わないことはありません。関係の修復はいつでもできます。

これまでわかり合えていた相手に対するときは、「今さらこんなこと言うのは何だかヘンかな？」と思いがちですが、理路整然とした弁舌は必要ありません。少しずつでも、たどたどしくても、自分の希望や不満を伝えてみましょう。口に出さずに気持ちを伝えることに比べたら、ずっと簡単なはずです。

そうすると、相手のほうも、その気持ちを言ってくれるはずです。自分が何を期待されているかもわかり、お互いに歩み寄る道が見えてくるでしょう。

黙ったままで、「わかってくれるはずだ」と思っているのは、一方的に相手に期待をかけていることです。その期待に応じてくれないからといって、失望や怒りを長くくすぶらせていては、溝がさらに深くなります。わかってもらう方法は、気持ちを言葉にすることです。

心のスパイス 34

正しいことを主張する自分が孤立するのが納得いかなかったら

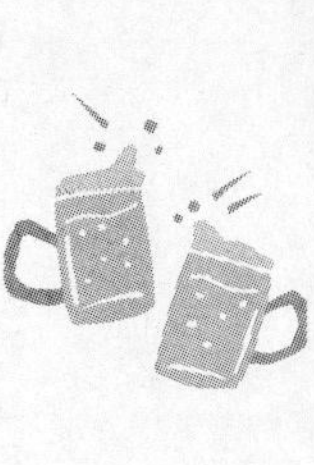

主婦のＷ子さんの旦那さんは、会社の健康診断で「コレステロール値が高い」という結果が出ました。そういえば旦那さんは、コレステロール値の高いタマゴなどの食品を好んで、よく食べていました。

Ｗ子さんは、「家族の健康管理は私のつとめだわ」とヘルシーメニューの料理本を買い、毎日の献立を見直しました。ところが、旦那さんは相変わらずタマゴを食べたがります。そのためＷ子さんは、何度も「ダメよ。コレステロールが心配でしょ。だいたいあなたはすべてにおいて不摂生だわ」と言わなくてはなりませんでした。

翌年、また健康診断が行なわれました。W子さんは、「私があんなに気をつけてあげたんだから、きっとコレステロール値はぐっと下がっているはずだわ」と結果に期待していました。ところが数値は去年と大して変わりません。旦那さんは、W子さんの目の届かない会社の昼休みや外食時に、せっせとタマゴを食べていたのでした。

旦那さんを問いつめてそれを知ったW子さんは、腹が立つやらがっかりするやら。これまでの努力は何のためだったのか、旦那さんは自分のことをうるさがっていたのかと、何をする気力もなくなりました。

旦那さんが自分の目を盗んで、外でこそこそとタマゴを食べている姿を想像すると、ほかのことでも隠し事があるのではないかと不安です。

自分の思うように振る舞ってほしい。相手が身近な人間なら、なおさらそう思うものです。しかも、その人が間違った行動をしているのなら、それを直してほしい、直さなくてはいけないと強く思うことでしょう。

しかし、あまりにもそれにとらわれて、一日に何度も口にするようでは、相手に対する寛容な気持ちも失っているのです。自分が正しいのに聞いてもらえない。逆に相手は、自分を煙たがり、遠ざかろうとする。この悪循環で腹が立ったり、悲しくなります。

いくら正論であっても、そのために相手を厳しく非難したり、厳格に振る舞うばかりでは、相手の居場所を奪うことにもなりかねません。これでは、相手も自分もリラックスできず、ほかのコミュニケーションもうまくいかなくなる危険もあります。

身近な相手に対するときにも、寛容であることを忘れないようにしましょう。相手の望ましい姿ではなく、〝現にそうである姿〟を認め、あるがままに受け入れるのです。寛容であればあるほど、自分のなかのむやみな怒りは消えていきます。〝正しいこと〟だからといって、相手に厳しく要求するばかりでは、孤立することになります。

自分は誤解されやすいと感じたら

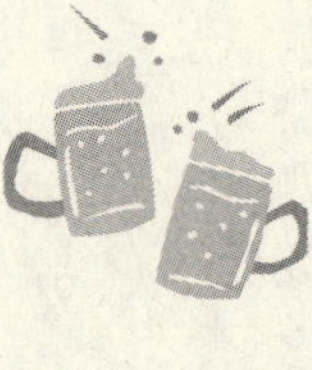

商事会社に勤めて三年目のF子さんは、派遣社員たちの管理をする立場になりました。派遣社員はF子さんと同じような年代の女性たちなので、仕事を頼んだり注意を与えたりするのに気を遣います。F子さんはいばったりせずに、きちんとした言葉づかいで丁寧に接してきたつもりです。

ところが、ある日派遣社員の女性たちが「F子さんって恐い」「うん、あたしも苦手なんだ。やりにくいよね」とこっそりおしゃべりしているのを聞いてしまい、ショックを受けました。そういえば、他の社員たちとは気軽に会話をして冗談を交わしたりしている派遣社員たちは、F子さんの前ではびくびくしているようです。F子さんに、どこかいけないところがあったのでしょうか？

ふだんどんな言動をとっているか、自分ではなかなかわからないものです。

まず、F子さんの話し方です。「〜してください」「これをお願いします」などと、言葉づかいは申し分ないのですが、口調が問題でした。F子さんはもともと声が大きく、相手にはっきり聞こえるのでそれはいいのですが、緊張するとつい早口になってしまうのです。

これまで人を管理するという経験がなかったので、派遣社員たちに接するときも、緊張して早口になっていました。

すると、オフィス中に響きわたるような声で、「〜してくださいッ」「これをお願いしますッ」ということになります。ただ仕事の指示を出しているだけなのに、言われたほうは厳しく叱りつけられているように感じます。

また、F子さんは表情豊かなほうではなく、話をするときにあまり相手の目も見ません。ですから、書類を渡すときにも相手から顔をそむけているように見えます。これでは、相手は「私のことを忌々《いまいま》しく思っているんだわ。この前の書類にミスがあったせいかしら？」などとびくびくしてしまいます。

コミュニケーションは、言葉だけで成り立っているのではありません。口調や表情、態度のすべてを総動員して、相手に自分の意思を伝えるものなのです。

F子さんが、ショックを受けたことを親しい同僚に相談したところ、これらのことを指摘されました。さっそく口調や表情に気をつけてみたところ、派遣社員たちの様子も変わってきました。

誤解されている、自分の気持ちが相手にうまく伝わっていないと感じたら、まずその原因を考えてみましょう。些細なことに気をつけるだけで、スムーズなコミュニケーションが回復できるかもしれません。

心のスパイス 36

わけもなく不当な扱いを受けていると感じたら

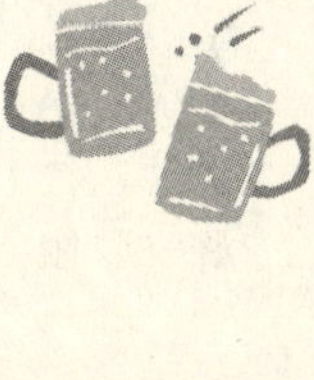

ゴミ置き場にゴミを出しに行ったら、近所に住む女性が、「あら。ちゃんと規則を守ってくださいよ」と手にさげたゴミ袋をじろじろといやな目つきでにらみつけます。規則を破ったことなどないのに、いつもこの調子。

近所の人がこれを聞いたら、「あの人はルールを守らないのかしら?」と思うのではないかと心配です。その女性がいないときをねらってゴミを出すようにしているので、よけいな手間がかかります。

誰かから納得できない不当な扱いを受けたら、まずその原因が自分にあるかどうか、確認しましょう。できるだけ公正に、第三者の立場になって記憶をたどってみます。もしも、自分のカン違いやうっかりミスから、相手を怒らせる行動をしていたならば、すぐに改めて謝罪しましょう。

よく考えても自分が悪くないとわかったら、その人がほかの人にどう接しているかを見てみましょう。誰に対してもそのようにつらく当たっているのだったら、その人自身がすべてに不信感を抱いている、気の毒な人なのです。おそらくあなた以外の周囲の人々も、その人には困り果てて手を焼いていることでしょう。誹謗や中傷をされたり、生活に差しさわりのある直接行動がない限りは、適当にあしらうなり、無視してもかまわないのです。

また、あなたにつらく当たるのはその人だけで、あなたが、ほかの人とは良好な人間関係を築いているならば、やはりその人に問題があります。

しかし、いくら自分に原因がないとわかっても、つらく当たられ続けるのはストレスになります。冒頭にあげたゴミ出しのケースでは、その人がいないときに、まるで悪いことをしているかのようにこそこそとゴミを出す羽目になっていて、そのたびに面白くない思いがします。不当な扱いからは、自分を守る権利が当然あるのです。

「規則を守ってくださいよ」と言われたら、大きな声で元気いっぱいに、「はい。ちゃんと守ってます！」と答えましょう。本当のことなのですからはきはきと対応して、自分の平安を取り戻すのです。

その人の内面を、深く考えてあげる必要はありません。「これまで、ゴミのことで迷惑をこうむったことがあるのかな？」「神経質な人なんだな」くらいで、十分です。同情して深く関わることは、相手の不当な言動を受け入れることになり、事態が元に戻ってしまいます。

自分とその相手とのあいだに適当な距離を置くことで、自分の快適な状態を保つことができるのです。

心のスパイス
37

自分がどう評価されているか不安になったら

人間関係を負担に感じるとき、私たちは人からどのように評価されるかを考え、そのことで頭がいっぱいになっています。

たとえば重役たちの前で新しい企画を発表するときは、「うまく発表できなかったら、無能なヤツと思われるだろうな」と気が重くなります。

カラオケにつき合う羽目になったときは、「調子っぱずれの歌で、みんなにオンチだと笑われるだろうな」と逃げ出したくなります。

しかし、周囲の人は、あなたを評価し、判定をくだそうと待ちかまえているのではありません。重役たちは、新しい企画が実行に移すに足るものかどうかを考えるのであって、あなた自身がどうやるかは、二の次、三の次のはずです。カラオケに行く人々は、楽しい時間を過ごすために行くのであって、あなたが上手に歌うかどうかなど、初めから期待していません。

ものごとの本来の目的よりも、自分をよく見せたいという意識が、私たちを悩ませるのです。

人間なら、誰でも自分をよく評価してほしい、認めてほしいという気持ちがあるものです。しかし、その意識が過剰になると、強いストレスを感じるのです。

特に、苦手な人たちと交流したり、苦手なものごとを実行しなくてはならないとき、私たちは不安を感じて立ちすくむことがあります。失敗するかもしれない、自分に自信が持てない、その不安に反発するかのように、「よく評価されたい」という自意識がどんどん大きくなってくるのです。

ですから、緊張して気持ちが負担を感じていることに気がついたら、「いま、本来の目的は何なのだろう?」と考えてみましょう。

自分がなすべきことをきちんと完成させることを、まず第一にしてください。

それによって、あなたがどう評価されるかよりも、本来の目的に意識を集中させるのです。

会議での発表だったら、「正確な内容をわかりやすく伝える」「はっきりした声で堂々と話す」ことが求められるはずです。カラオケだったら、歌は下手でも大勢でワイワイやるから、楽しいのです。

「よく評価されたい」という方向に意識が向いていると、かえって失敗したり、ミスが多く出るものです。それよりも、ありのままの自分で精一杯やることが大切だし、きっといい結果につながることでしょう。

本来の目的に無心で取り組むことで、ありのままのあなたがそのまま表現されるのです。

心のスパイス 38

みんなから嫌われているのではと心配になったら

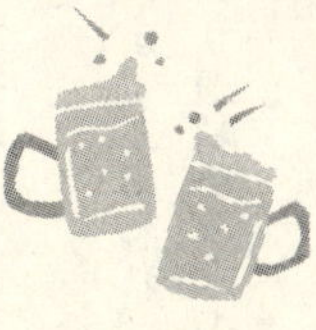

「仲間はずれにされている」「周囲とうまくやっていけない」、そう感じるときは、とかく「みんなが私を嫌っている」「ふつうにしなければ」などと思うものです。

　では、「みんな」とは誰でしょう？　会社だったら同僚や上司、部下、学校や町内だったら、顔を合わせるすべての人のような気がしますが、そうでしょうか？

「嫌われている」と思ったときの出来事を、できるだけ具体的に思い出してください。

「嫌われている」という根拠は、無視されたり、こちらを見てひそひそ話していたりといったことではないでしょうか？　そして、そんなことをしていたのは、せいぜい二、三人なのではありませんか？

そんな二、三人のことで思い悩んでいないで、ほかに大勢の人があなたのまわりにいるはずです。また、無視されたり、ひそひそ話をされたというのも、実際は自分の思い込みである場合が多いのです。

事実を明らかにする勇気を出して、「どうしてなの？」と聞いてみると、「え、そんなことしてないわよ」と単なる誤解だったり、「あなたのほうで視線をそらすから、話しかけにくかったのよ」といった場合もあります。

自分のほうで疑い深くなっていたために、それが表情や動作にまであらわれ、相手を拒絶していたのです。「好かれたい、嫌われたくない」という過剰な欲求のために、自ら心を閉ざすのはやめましょう。

また、「ふつう」とは何でしょうか？　世の中には、いろいろな人がいろいろな価値観で生きているのです。最大公約数的な生き方、暮らし方だけを追い求めていたら、自分の本当の望みがどこにあるのかわからなくなります。

外からは「ふつう」に見える人も、内面ではいろいろなことを抱えているものです。「ふつう」という実体は、本当はどこにもないのです。

ほんの少人数による、具体性のないことを、「みんなが」「ふつうは」と拡大解釈するのは、自分のほうに誤った思い込みがあるからです。実際に事実を解明してもいいし、つき合いの幅を広げて、ほかの人たちと楽しくやってもいいでしょう。「みんなが」「ふつうは」という、影のような言葉を、一度頭から追い払ってはどうでしょうか？

人の言動を悪いほうばかりに解釈してしまうなら

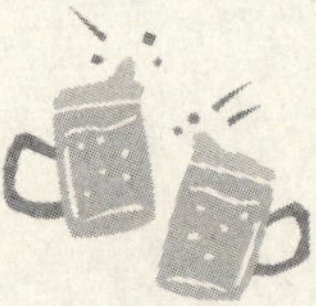

Tさんは、急いで取引先に届けなくてはいけない、大事な資料を作成していました。すると、同僚のUさんが、ちょうどその取引先に行くところでした。そこで、「これを持って行ってくれないかな?」と頼みました。Uさんは快く引き受けてくれました。

ところが、帰ってきたUさんは、「すまない。この資料、先方に渡すのをうっかり忘れて、持って帰って来ちゃったよ。帰って来ちゃったよ」と言うではありませんか。Tさんはがっかりしました。こうなったら、自分で持っていかなくてはなりません。相手は待ちくたびれていることでしょう。「今日中に届ける大事な資料だって、念を押したのにな」とUさんを責めたい気持ちになってきました。「うっかりしたなんて、本当かな？　オレの足を引っ張るために、忘れたふりをしたんじゃないだろうな？　やけにあっさり引き受けたのも、わざとらしかったな。同僚なんてみんなライバルだからな」と、疑惑がどんどんふくらんできました。

ちょっとしたはずみで、悪いほうに悪いほうに考えがいってしまうことがあります。Uさんが資料を先方に渡さず持ち帰って来たのは、確かにミスです。しかし、「足を引っ張るために、忘れたふり」「わざとらしい」「みんなライバル」は、すべてTさんの憶測で、何の根拠もありません。

いったんマイナスの感情に心が占められると、次から次へとそれと同じような考えが湧いてきて、その思い込みが強固になってしまいます。

「そういえば、あのときも……」と、過去の些細な出来事を思い出したり、「どうせ私は」と自分を否定してみたり、「ふだんからあいつは」とさらに相手を非難する材料を持ち出したりします。

しかし、Uさんのミスで T さんがこうむった迷惑は、「自分で取引先に行かなくてはいけない」ということだけです。もともと自分で行くつもりだったのですから、そう大した痛手ではないのです。しかし、いったん期待したことが裏切られたため、心が乱れてしまったのです。

心が乱れて、根拠のない憶測に振り回されているときは、いったん原点に戻って考えてみましょう。自分の思い込みで、悪いほうへ悪いほうへと考えが傾いていないか？　それによって、ますます腹を立てていないか？　原点に戻るのは、早ければ早いほどいいのです。間違った連鎖は、早めに断ち切りましょう。

心のスパイス 40

好意を素直に受けていいか不安を感じたら

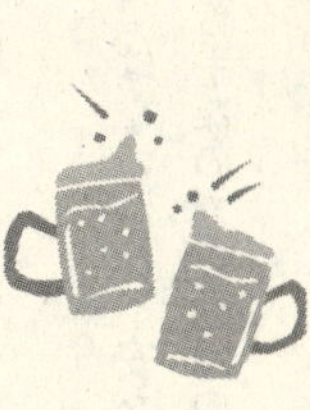

N子さんは、いつでも遠慮しています。

話題になっている本やノートを、「それなら私が持ってるわ。貸してあげましょうか？」と友だちに言われても、「迷惑じゃないの？　ホントにいいの？」と何度も聞いてからでないと借りることができません。

合コンに誘われても、「私なんかが行ってもいいのかしら？」とさんざん迷ってから行きます。繁華街を歩いていて、チラシやティッシュを差し出されても、受け取ることができず通りすぎるだけです。

ある日、会社の階段で足を踏みはずして、ねんざしてしまいました。すぐ近くにある病院に行くことになったので、同僚の女性が「肩につかまりなさいよ」と言ったのですが、N子さんは、「このくらい大丈夫よ」と遠慮しました。しかし、足の痛みがひどく、一人ではとうてい歩けません。

ふだんからN子さんの遠慮ぶりに歯がゆい思いをしていた同僚は、とうとう「いいかげんにしなさいよ」と大きな声を出しました。

N子さんは、どうして人の好意を素直に受けることができないのでしょう？

それは、自分の行動に自信を持てないからです。

好意や手助けを受けると、相手のペースに巻き込まれるのではないかと不安なのです。N子さんのような人は、「NO」と言って断ることが苦手なので、勧誘の電話や路上でのキャッチセールスもとても恐れています。

いったん相手の好意を受け入れたら、大きな借りをつくることになるのではないか、その借りをいつかは返さなくてはならないのではないかと、いつも考えてしまうのです。

ですから、心の中に高いバリアを設けて、他人が入って来られないようにし、自分もそこからは出ていかないようにしています。

そして、誰かの好意を受け入れる場合でも、過度に遠慮してみせます。つまり、「私はこんなに遠慮したのに、あなたが強引にした」という状況をつくり出しているのです。

本人は、相手に気を遣って遠慮しているつもりですが、実は自分への言い訳なのです。相手が強引にしたことだから、自分には何の責任も負い目もないよ、と無意識のうちに常に逃げ道を確保しているのです。

自分が積極的に受けたい申し出があっても、それに飛びつくようなことはしません。遠慮や不安げな様子をアピールして、いったん断るそぶりを見せてから、「心ならずも巻き込まれてしまった」というように振る舞います。

相手のペースに巻き込まれまいとするどころか、逆に相手を自分のペースに巻き込んでいるのです。しかも、自分でそれに気がついていないので、心から満足するということがありません。だから、せっかく好意を見せてくれる相手と、いつまでたっても心を通わせることができないのです。

こういった遠慮は、しばしば相手をいらつかせます。素直な気持ちで差し出した腕が、いつまでも宙に浮いているのは、心地よいものではないからです。また、軽い気持ちで申し出た手助けに、いちいちおおげさに遠慮されるのも困ります。

たまにしか会わない相手や、ゆきずりの人になら、遠慮してみせることもあるでしょうが、長くつき合っている相手や、毎日のように顔を合わせている人に対する過剰な遠慮は、心のバリアなのです。

自分に自信を持ち、自分の判断で行動するようになれば、人の好意も素直に受けられるようになるでしょう。

心のスパイス 41

自分が相手の負担になっていないか不安になったら

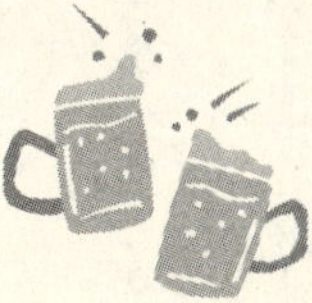

日本の会社では、ひとつの部や課で、コミュニケーションを深めるためにみんなで一緒に酒を飲むという習慣があります。しかし、部下のほうでは、「彼女とデートの予定だったのに、部長じきじきの宴会のお誘いだからなあ」と実はしぶしぶ参加することもあります。そして上司のほうでも、「やれやれ、何でオレが独身貴族のヤツらに自腹を切っておごってやらなきゃいけないのかな。それより早く帰りたいよ」としばしばぼやいているのです。

両方が不満に思っているのに、その気持ちを表現できないばかりに、だらだらと宴会が続きます。

また、個人同士の間でも、同じようなことがあります。

たとえば、つき合っている相手にせっせと手料理をつくる女性がいたとします。最初はそれをうれしく思った男性ですが、「これは家庭的なことをアピールしてるんだな。結婚しろってことかなあ?」とだんだん重苦しく感じるようになっても、なかなか言い出せず困っていたりします。

女性のほうでも、実は料理が苦手なのに、「おいしそうに食べてくれているところを見ると、喜んでいるのね」と無理して料理を続けているのかもしれません。

自分がよかれと思ってした行動でも、それが相手にとって負担になることがあるのです。

日本では「ありがた迷惑」、英語ではちょっとニュアンスが違いますが「ノー・サンキュー」というところでしょう。

せっかくの気遣いがムダになったばかりでなく、相手の負担になっている。これを知ったら、がっかりしてしまいますね。

相手が何をどこまで望んでいるか、まずそれを考えることが必要です。世の中にはいろいろな人がいて、いろいろな考え方、感じ方を持っています。自分がこうだから相手もこうだ、この人がこう感じるからあの人も同じはずだ、ということはないのです。人間の多様性をしっかり見つめなくてはいけません。

もっとも、「迷惑じゃないだろうか？」「やりすぎじゃないかしら？」とあまり考えすぎても、自分の行動を規制して何もできなくなってしまいます。杓子定規《しゃくしじょうぎ》の冷たい人間ができあがるかもしれません。

迷うことがあったら、言葉に出して相手に聞いてみましょう。あなたが率直なこだわりのない態度で聞いたら、相手も心を開いて話してくれるでしょう。そして、それがあなたの期待していた答えと違っていたとしても、あまり深く落ち込む必要もありません。それまでのコミュニケーションは、あなたにとってプラスになっているはずですから。

心のスパイス 42

相手の気持ちをつなぎとめようと必死になっていたら

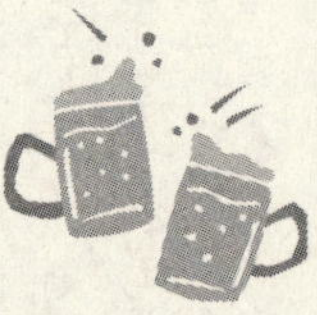

ここに恋人同士がいます。しかし、最近二人の仲は、どうもうまくいっていません。片方が電話をかけても、相手は何だかうわの空。夜も遅くだというのに、留守番電話になっていることもしょっちゅうです。「電話しているのは、こちらだけ」と気がつくと、せっせとプレゼント攻勢をかけたり、必死でデートの約束を取りつけたり、何でも言うことを聞いて優しくしたり。

しかし相手は、そんな振る舞いを重荷に感じて、さらに冷たい反応をするようになります。それでも恋人を何とかつなぎとめたいため、ますます必死になる……。

こんなシチュエーションは、テレビドラマや映画でもおなじみです。見ているほうは、「ああっ、バカだなあ。あんなに媚びたって、うっとうしがられるだけだよ。相手はうるさく思って、ますます逃げるだろうに」と思うのですが、これと同じような行動を、自分でもついしていることがあります。

恋人同士に限りません。友だちや仲間との関係がちょっとギクシャクすると、「私は嫌われているのでは？」と不安になります。意見のくい違いがあったりすると、自分がたったひとりきりになったように感じ、孤独感にさいなまれ、「何とかして好かれたい」と一生懸命になることがあります。気持ちが離れるのをくい止めようと「そうだね、その通りだね」と迎合し、そうやって自分の考えを曲げているうちに、自分の意見がなくなってしまいます。

自信のないおどおどした態度で人におもねっても、相手はそれを「何だかゴマをすられているみたいだな」と感じてしまいます。そうして、本当に気持ちが離れてしまうこともあります。ふだんのままに接していたら、少しぐらいギクシャクした関係でも、いずれ元通りになったかもしれません。

不自然な優しさは、相手にとっては重苦しいものなのです。「こんなに合わせているんだから、そっちも少しは合わせてほしい」という無言の圧力が、相手をますます遠ざけます。そして、逃げれば追う、追えばまた逃げるという悪循環から抜け出せなくなります。

こんなときには、その人間関係で大切なものは何なのかを考えてみましょう。これまで遠慮なく意見を戦わせてきたのだったら、そのときの気持ちを思い出してみましょう。心の中で思っていることを率直に伝えて、それで両者の関係が最終的にダメになるのだったら、それも仕方のないことなのです。

心のスパイス 43

がまんの限界でプッツンしそうになったら

人と人との関わりには、多かれ少なかれがまんしなくてはならないことがあります。人の感情や利害がまったく同じということは、なかなかありません。どちらかががまんしたり、譲ったりしながら、続いていくものです。

しかし、あまりにも言いたいことを抑え、がまんをしすぎるのもよくありません。ずっと抑え続けていると、ある日突然爆発してしまうことがあります。「キレちゃった」「プッツンした」という状態がそれです。

あまりがまんをしていると、「私がこんなに耐え忍んでいるのに」という被害者意識ばかりが大きくなっていきます。いったんそれが爆発すると、言葉や行動が激しくなって相手を必要以上に傷つけてしまいます。これまでの積もり積もった不満が一度に噴出するので、抑えがきかなくなるのです。激しい言葉が次から次へと出てきて周囲の人までをも巻き込み、自分の社会的なポジションを台無しにする可能性だってあります。一度爆発すると、これを修復するのは難しいことです。

そこまで激しくはなかったとしても、爆発の後は後悔するものです。ひとたび冷静に戻ると、「どうしてあそこまで言ってしまったんだろう?」「カッとして言いすぎたな」と恥ずかしい思いをします。

ですから、がまんにがまんを重ねるのはやめましょう。言いたいことは少しずつ小刻みに口に出して、相手に伝えるようにします。人間関係は、ずっと固定されたものではなく、時間の流れのなかで変わっていくものです。

あなたの言葉に相手がどんな対応をするか確かめながら、次の言葉を選びましょう。そうすれば、相手を深く傷つけたり怒らせるようなことは、めったにはありません。

その場ではギクシャクしたり、衝突したとしても、それはしかたのないことです。言葉や気持ちをぶつけ合うことも、コミュニケーションのひとつです。時間をかけてやりとりを重ねていくうちに、以前よりいっそう気持ちが通うようになるはずです。

人と人は、ときには適度なぶつかり合いをしたほうがいいのです。そのたびに微調整をし、人間関係を見直すことで、決定的な衝突を避けることができます。

がまんを続けている心の中には、「いつか相手がわかってくれる。報われる日がやって来る」という期待がひそんでいます。しかし、あなたが何も言わないでいると、相手もまったくそれに気がつきません。そのうち、「この人は何て鈍感で勝手なんだろう」「私のことを軽く見ているんだな」という怒りが生まれ、それが爆発してしまうのです。

しかし、あなたがそれまでまったく言葉にも行動にもあらわさなかった不満を、相手にくみ取れというのは無理な注文ではないでしょうか？

また、それまでの関係にひびが入ることを恐れるあまり、がまんを重ねることもあります。そんなときは、「これを言ったら、どうなるんだろう？」と考えてみましょう。傷つけるんじゃないか、嫌われるんじゃないか、と心配ですね？　でも、そこでさらに「うまくいかなかった場合、どういうことが起こるか？」を、できるだけ客観的に予測するのです。

あなたが慎重に言葉を選んで、少しずつ思うところを伝えたのに相手が気を悪くするなら、それはもともと無理ながまんの上に危うく成り立っていた関係なのです。言いたいことをがまんしすぎて関係を保ったとしても、それがそんなに大切なものなのでしょうか？

がまんしすぎて最後の最後に大きな爆発をすると、その痛手はますます大きなものになります。痛手を負うのは、自分と相手だけではないかもしれません。

自分を表現するのは勇気のいることですが、やはり無理ながまんの上にあぐらをかいているような状態から一歩踏み出して、相手との本当のコミュニケーションを取ってみましょう。

心のスパイス 44

友だちの数は多ければいいと思っているなら

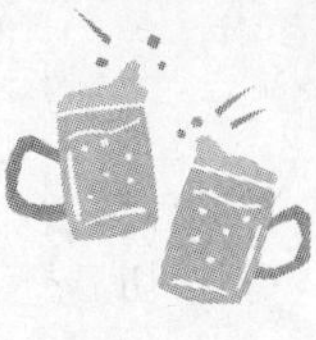

あちこちに友だちがいて、しょっちゅう遊んでいる人。アドレス帳に何十人もの友だちの名前がずらりと並んでいる人。会社でも誰とでも気さくに軽口を叩ける人。こういった人を見ると、「人づき合いが上手だなあ、うらやましいなあ」と思うものです。

でも、人とのつき合い方は、たくさんの相手がいればいいのでしょうか。誰にでも、その人なりの人間関係があるはずです。友だちが少ないからといって、悲観することはありません。

友だちの数が多いといっても、そのうち何人が「本当の友だち」でしょうか？「本当の友だち」の基準は一言では言えませんが、ここでは利害関係のない友だち、悩みを打ち明けると親身になって聞いてくれる友だちと考えてみましょう。

仕事がうまくいき地位のあるときは、お酒を飲んだり遊んだりする相手に不自由しなくても、何か失敗して社会的に没落したとたんに手のひらを返したように人が離れていく、というのはよくある話です。

また、信頼している相手に悩みを打ち明けた翌日には、それが会社じゅうに広がっていた、などということもあります。

これで本当の友だちと言えるでしょうか？「いいじゃないか、調子のいいときに楽しくやるのが友だちだよ。それ以上は期待なんかしてないさ」と言い切れる人はそれでもいいでしょう。つき合い方は人それぞれです。あちこちの人と忙しく遊ぶのが好きな人もいれば、人数は少ないほうが落ち着くという人もいます。一緒にいて楽しく心がなごむということが大切です。

だから、気が進まないのにムリをして「友だちの輪」を広げることはありません。友だちの数が少ない人＝人づき合いの下手な人、ではないのです。

それよりも、自分にとってどういうつき合い方が一番リラックスできるのかを知り、相手をもリラックスさせることです。「私はこれだけ」と限定することはありません。つき合い方だって、相手によってさまざまです。

たとえば、A君と会うときには、それぞれの友人を引き連れて行ってグループでにぎやかにスポーツを楽しみ、B君とは気のきいた居酒屋でじっくり語り合う、ということもあります。つき合い方のあれこれは、自然な形で出てくるようになります。

人の性格にはいろいろな面があり、時と場合によって表になったり裏になったりします。自分なりの人づき合いができれば、友だちの数にこだわる必要はまったくありません。

心のスパイス 45

親友と呼べる人がいないと気に病んでいたら

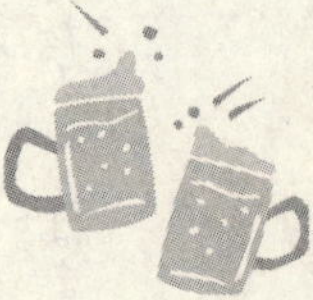

別に用事がなくても、気軽に電話をかけておしゃべりできる友人。一緒に飲んだり食べたり、旅行をしたりといった楽しい時間を共有するだけではなく、つらいことを打ち明けられる友人。

親密な友情は、何ものにもかえがたいものです。「私には親友がいない」という人も多いものですが、親友をつくろうとしたことがありますか？

「とんでもない。友情はつくるものじゃなく、自然に生まれてくるものだ」と思うかもしれません。確かに、自然発生して大きく育つ友情がありますが、一方では手をかけて育てる友情もあるのです。

友人との関係をどのように築くかは、とてもデリケートで個人的な問題です。いくら気の合いそうな人でも、いきなり「親友になってください」などと言っては、びっくりして気味悪く思われることでしょう。一緒に過ごす時間をつくり、親交を深めてゆくしかありません。

共通の趣味があったら、「今度の日曜、テニスをしませんか？」と気安く誘えます。共通の趣味がなさそうでも、食べ歩きや映画ならたいていの人が好きですから、声をかけてみます。休日にわざわざ会うのはおおげさだと思ったら、会社や学校の帰りにします。

また、学生時代は毎日のように会っていた友人なのに、その後いつしか遠ざかってしまった人がいたら、連絡を取ってみましょう。「元気かい？　どうしてるかと思って」でいいのです。話がはずんで、「じゃあ一度会おうか？」ということになるかもしれません。

「そんな時間はないよ」というのだったら、問題です。どんなに忙しくても、友人と会う時間もつくれないのだったら、その生活はハードすぎ、健康にもよくありません。一度自分の毎日のスケジュールを点検する必要があります。

友だちと一緒にいるときは、自分のことをわかってもらうのはもちろんですが、それ以上に相手のことをよく理解する努力をしてください。

話し合うことはいくらでもあるはずです。好きなもの、嫌いなもの。子どもの頃の思い出、大人になったら何になろうと思っていたか、将来のためにしていること……。いろいろと話し合っているうちに、相手の意外な一面も見えてきます。

一方的に話し続けるのは、煙たがられるものです。私たちが、「あの人は苦手だな」と思う人のことを考えてみてください。やたらとおしゃべりで、こちらがうんざりしているのにもかかわらず一人で延々としゃべり続ける人、忙しい時間に電話をかけてきて、こちらの都合かまわずしゃべり続ける人は、たいてい敬遠されています。

ですから、相手の話すことを聞く時間を、むしろ多くするよう意識してください。「そんなあ、聞いてるばっかりじゃつまらないよ」と思うようだったら、どこかに無理があるのです。友情を育てるといっても、無理やがまんがあるようでは長続きしません。

また、いくら時間を共有しても、さほど親しくなれないこともあります。しかし、失恋したわけではないのですから、気に病むことではありません。

親友とのあいだは、ギブ・アンド・テイクです。ギブ・アンド・テイクというと、実際的な利益ばかりを追い求めるような印象ですが、そうではありません。その人といるとリラックスする、話し合っていると時間を忘れる、悩みが軽くなる。お互いにこう感じることができたら、立派なギブ・アンド・テイクです。

また、親友がいると考えるだけで、心強くなります。何か困難にぶつかったとき、何かを決定しなくてはいけないとき、実際に相談するしないを別にしても、自信を持って自分の行動を判断できます。それは、ふだんの自分をいつでも親友が見ていてくれるからです。

もしあなたが、日常生活のなかでよく間違った行動を取っていたら、親友はそれを注意して、正しい道を示してくれるはずです。

親友は自分自身の鏡でもあります。そして、あなたの周囲のどんな人も、あなたの親友になる可能性を秘めているのです。

親友になれるのは、同性だけ、同じ年頃の人だけと考えてはいませんか？　男性に女性の親友がいてもおかしくありませんし、その逆でも同じです。また、どんなに年齢差があっても親友になれるのです。配偶者、親、そしてあなたの子どもだって、あなたを支え励ます親友といえるかもしれません。

また、ライフスタイルやものの感じ方が似通っている人が親友になれるとは限りません。ちょっとまわりを見てみると、まったく正反対の性格の人が、長いつき合いを続けていることがよくあります。

サラリーマンと自営業、にぎやかな人と静かな人といったように、自分にないところを認め合い、補い合っているのです。自分の知らない世界や考え方を知ることで、一段とつき合うのが楽しくなるのです。

親友とは「つくろう」と焦ってできるものではありません。まず周囲の人たちのよさを見つめることから始めてください。

心のスパイス 46

損得抜きに話せる人がほしいと思ったら

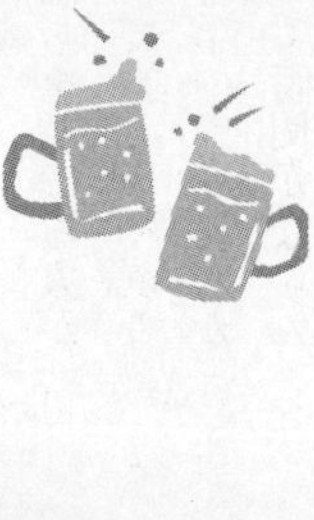

あなたは、職場以外の友だちがどのくらいいますか？　職場以外の友だちとは、利害のからまない友だち、自分の素顔をさらけ出すことのできる友だちという意味です。

こう言うと、「それはおかしいよ。私と同僚のF君は、利害なんか抜きのつき合いで、プライベートでも気が合うんだ」という人がいることでしょう。

本当にそうでしょうか？　今まで、その人とFさんとの間に深刻な意見の対立や、利害に関わることがなかっただけではないでしょうか？　上役がズラリと顔を揃えている会議で、その人とFさんの意見がまったく正反対だったらどうでしょう？　また、一つしかないポストをめぐって、その人とFさんが張り合うことになったら。

それでも続くのなら、利害関係のない友だちといえます。しかし、会社という営利を追求する組織のなかでは、友人との信頼関係があっさり消えてしまうことも、よくあるのです。

また、同じ組織の構成員ということで築かれた人間関係は、その組織がなくなると基盤を失い、いつの間にか疎遠になって消えてしまうこともあります。

利害関係のない友だちとして、幼なじみや学生時代からの友だちを挙げる人が多いようです。こういった友だちとは、職業や環境が異なっていても、いや異なっているからこそ、損得のない気持ちで交流できます。もしも相手の態度におかしな打算が見えたら、「残念だけど、このところちょっと忙しくて時間がないんだよ」と自然につき合いを避けて、会わないようにすることも簡単です。気がつけば時たま会っているような友人や、昔の仲間に自分から「今どうしてる。元気かい？」と気楽に声をかけてみましょう。

つき合ってからの時間がそう長くなくても、お互いのいいところや悪いところをある程度は知っていて、グチを言ったり聞いたりしてアドバイスができるような友だちが四、五人思い浮かぶようなら、ちょっと会社の仕事で行き詰まったとき、会社の人間関係に疲れたときに、ずいぶん助かることでしょう。

お気に入りの行きつけの店を見つけるのもいいでしょう。バーのママやスナックのマスター、小料理屋のおかみは、客のグチを聞いたり身の上相談に乗るということがしょっちゅうです。忙しいサラリーマンは、会社の帰りにこういった店に寄っては、その日のあれこれを語ります。これも、利害関係のない友だちを求めての行動なのです。

また、OLが会社の帰りにせっせと習い事をしたり、主婦がカルチャーセンターに通ったりするのも、同じことです。会社の同僚や、同じ社宅の奥さんとは、毎日顔を合わせてあれこれおしゃべりしても、身近すぎる人間関係のなかでは、「こんなことしゃべっていいのかしら？　みんなに知られてパアッと広がったりしたらいやだわ」といった用心が働いて、なかなか本音でおつき合いできないものですから。

心のスパイス 47

悩みを一人で抱え込んでいるなら

悩みがあるときは、まわりの人がみな元気で楽しそうに見えるものです。「それにひきかえ、自分はどうしてダメなんだろう?」と劣等感にさいなまれます。そして人とのコミュニケーションを避け、一人で考え込んでしまいがちです。

でも、悩んでいるときこそ、人とコミュニケーションを積極的に取りましょう。そして、悩みを打ち明けてみるのです。

「こんなつまらないことで悩んでいるのは私だけ。きっと笑われてしまう」と尻込みしなくていいのです。どんな人でも、心の中には悩みやもやもやした思いを

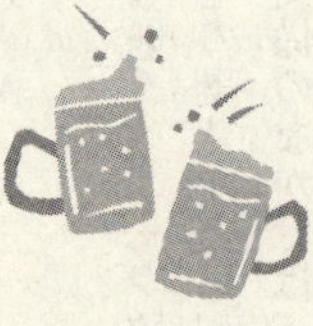

抱えています。自分だけがつらい、自分だけ仕事や勉強がうまくいかない、というのは錯覚です。悩んでいる当のあなただって、他の人の目には生き生きと毎日を送っているように見えているものです。

自分をさらけ出すのは、誰だって恐いのです。すべてをさらけ出している人などいません。誰もが、その場その場によって違う自分を少しずつ出しながら、生きているのです。

思い切って、親しい人に悩みを話してみましょう。その人だって、つらい思いをしたり、悩んだことがあるはずですから、あなたの悩みを笑ったり、「そんなことで悩んでるのか、ダメだなあ」とあきれることはありません。

すべてを打ち明けることが不安なら、ムリをすることはありません。深刻にならずに、悩みのほんの一部分をさらりと話すだけでいいのです。

誰かに話すということは、それまで胸の奥でわだかまっていた思いを、言葉にして整理することです。このままじゃどうなるんだろう、という不安や危機感を、「待てよ、本当にそうなのかな？」と見直すことにもなります。

そして、相談を受けた人は、別の視点からより客観的なアドバイスをしてくれます。「私もそんなことがあったけど、こうしたらいいんじゃない?」「そこの部分は、君の考え過ぎだよ」などと助言があれば、自分の考え方も広がります。

相談したからといって、魔法の杖をひと振りしたかのように、悩みがたちどころに消えるのではありません。でも、それでいいのです。あなたの悩みは、誰かが直接解決してくれるものではありません。話すことによって、心の中をスッキリと整理することが目的だと思ってください。

気のおけない友人、家族、同僚……相談できそうな人を思い浮かべてみましょう。もし、身近な人に打ち明けることに抵抗があるなら、カウンセラーなどの専門家でもいいのです。たった一人で悩み続けるより、ほんの少し勇気を出して、悩みを話してみましょう。

他人に弱みは見せられないと思っているなら

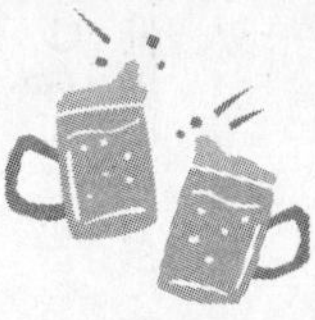

人づき合いがつらいという人は、自分を守ろうという意識が強いものです。弱みを見せまい、すきを見せまい、といつもがんばり、失敗しないで立派にやろうとするあまり、リラックスすることができないでいるのです。そのため、誰かと会話をしたり、楽しそうに遊んでいる間も、心の中では常に緊張しています。

こういう人にとって、外界は敵なのです。周囲の人が、いつも自分の弱点を探していて、それを見つけるなり悪口を言ったり、攻撃しようとしているような気

らあります。

がするのです。

緊張がひどい場合には、頭痛や肩こり、腹痛や下痢といった症状が出ることす

しかし、だからといって「こんなことではダメだ。世の中でやっていけない」と気に病む必要はありません。

口うるさいやかまし屋の人といると肩こりがして、自分の家に帰るなり、「あ〜あ、疲れたなあ」と首をぐるぐる回して緊張を解きほぐすようなことは、誰にでもあるのです。

しかし、周囲の人すべてが、口うるさいやかまし屋ということはありません。ですから、そんなに外界のことを恐れなくてもいいのです。広い世界に無力で放り出された子どもではないのですから、もう少し外界を、周囲の人を信頼してください。

こういう人は、「私は何の力もない、つまらなくてひ弱な人間だから」と思っていて、そのために自信が持てないような気がしているのですが、またその反面、「みんなが私に注目している」という意識にとらわれています。

「無力でつまらない人間だ」ということと、「自分が世界の中心で、一挙手一投足が見られている」という意識は、相反するものです。この矛盾が、大きなストレスとなるのです。

実際には、人は他人のことなど関心がないのです。家族や恋人、ごく親しい友人、または深い利害関係のある相手でもない限り、いちいちその言動に注意を払ったりはしていないのです。

ですから、外界と自分のバランスを正しくとらえ、「自分を守ろう」という力みを捨てれば、リラックスして人づき合いができるようになります。

自分を守りたいという意識は、しばしば服装や持ち物にあらわれます。

サングラスは、もともと太陽光線から目を守るためのものですが、自分の表情や視線を他人の目から隠すという機能もあります。ですから、いつも濃いサングラスをかけている人が、それをはずすといつもの調子が狂ってしまい、違う人のようになることがあります。

女性はよく、「お化粧をしないでいると、顔ばかりではなく自分の素をさらしているようで落ち着かない」と言います。いつもお洒落で、流行のファッションで身を固めている人は、ありあわせの服を着ているときにばったり知人に会ったりすると、ひどくあわてます。

また、腕時計を忘れて会社に行ったところ何だか不安だったという経験は、覚えのある人が多いことでしょう。時計はあちこちにありますから、時間を見るのに不自由はしなくても、なぜかそわそわしてしまうのです。

これを逆手に取って、服装や持ち物を積極的に活用するのもひとつの方法です。大勢の前で話をするときは、いつもより上等のスーツを着ていく。苦手な人と会う約束があるときは、一番気に入っている指輪をしていく。こんなふうに、ちょっとしたことでも不安を解消する手助けになるものです。

まわりに対して、いつも身構えていなくてもいいのです。私たちは、社会の中でたくさんの人と関わり合って生きています。場合によっては緊張することもあるでしょうが、周囲のみんなが自分に注目して、弱みを探しているわけではありません。心のバリアが高すぎると、それを保ち続けるだけで疲れてしまうということに気をつけてください。

傷つくのがこわいと逃げているなら

「恋人になってほしい人がいるんだけど、ふられたり嫌われたりすることが怖くてなかなかアタックできない」という人がいます。こういう人が、特に気弱なのではありません。真剣に恋をする気持ちは多かれ少なかれこんなもの、どんなプレイボーイだって同じです。

それでも、勇気をふりしぼって「おはよう」「こんにちは」と挨拶することから始まって、お茶や食事を一緒にしたり、映画を観に行ったり、デートを重ねて恋人同士になっていくのです。

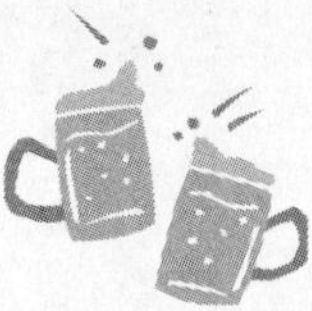

ここには、あらゆる人間関係の基本があります。傷つくのを恐れて何もしないでいては、友だちも恋人もできません。職場の人とのコミュニケーションもうまくいきません。

人と話をするのが苦手な人が、緊張する場面を避けて、逃げ回っているばかりでは、「ああ、ダメだな」とマイナスのイメージだけが残り、ますます人と対するのが苦手になります。苦手意識ばかりが大きくなると、誰かが話しかけてきたときにさえ顔をそむけてしまったり、その場を逃げ出すようになります。それでは、相手はがっかりして傷ついてしまいます。何とかして、まず一歩踏み出しましょう。

しかし、片思いをしている引っ込み思案の人に、「今すぐ大胆にアタックしてみよう！」と言っても、それはムリな注文です。人と話すときに緊張しがちな人は、ドキドキしたり声がうわずったりします。突然行動を起こしたら、それがもっと極端になってしまうでしょう。

だから、少しずつ声を出してみるのです。「おはようございます」と挨拶するなら、そういう場面を何度もつくって経験することで、だんだんスムーズになっていきます。最初は緊張してドキドキするでしょうが、ちょっとがまんしているうちに、慣れてきて不安な気持ちが落ち着いてくるはずです。

次は、雑談を交わせるようにトレーニングするのです。これも、何度も繰り返しているうちに、だんだん平気になってくるはずです。決して急ぐことはありません。緊張が消えたら、次の段階に進めばいいのです。緊張する場面から背を向けて逃げ回っているうちは、逆にその緊張にとらわれてしまいます。ちょっと方向転換して、自分の緊張をちらりとでも眺めてみると、心に余裕が生まれて落ち着きます。

緊張は、弱めたり抑えたりというコントロールがきくものです。ある高名な舞台俳優は、「緊張したほうがいい演技ができる」と言って、楽屋に人を近づけなかったり、幕が開くまで相手役とは顔を合わせないようにしています。そうしてピリピリした雰囲気を自らつくり出すのです。

私たちは、ここまでする必要はありませんが、場面をつくり出すことは、感情をコントロールすることです。何度もやっているうちに、「なあんだ、やってみたらたいしたことないや」と思うようになるでしょう。

話すことが苦手でも、一生懸命さは相手に伝わるはずです。話がつかえても、「これは伝えたい」という熱意があれば、誠実さや真面目さを人にアピールできるでしょう。

失敗したからといって、それまで繰り返してきた実績があるのだから、マイナスにはなりません。ちょっと足踏みしているだけです。失敗した原因がわかったら、次の場面では少し変えてみればいいのです。

とにかくやってみることで、「チャレンジしてみたんだからな、うん」というプラスのイメージの手ごたえが残るはずです。その上に、また実績を積み上げればいいのです。

そして一度うまくできると、それが自信になります。これは、緊張する場面から逃げ回っていたときには、決して味わえなかった満足です。できるだけコミュニケーションの場面をつくって、人と会い、話をしてみましょう。

性格や行動を一八〇度変えることはありません。もしそんなことができたとしても、周囲の人はびっくりして「いきなり何だ、こりゃ」と退いてしまいます。

ちょっとずつチャレンジして、ちょっとずつ相手に伝える言葉を増やしていく。言葉が増えるにつれて、あなたの気持ちや考えも、相手の心に届くようになるでしょう。

心のスパイス 50

相手の不機嫌に自分までイラついてしまったら

気分の波があって、上機嫌なときと不機嫌なときの差が激しい人のことを、私たちは「お天気屋さん」と呼びます。

これは、その特徴をうまく言い表し、大変実感の込もった言葉です。晴れたり、曇ったり、雨が降ったり、天候の変化を私たちはどうすることもできません。天気予報であらかじめわかっていれば、服装を変えたり傘を持って出たりすることはできますが、雲ひとつなかった青空が、にわかにかき曇ってどしゃぶりの雨になることもあります。そんなときは、雨宿りする場所をさがしておろおろするだけです。

「お天気屋さん」も、上機嫌なときはニコニコしているのですが、何かの拍子に機嫌をそこねると、怒りっぽくて扱いにくい人になります。身近にこんな人がいると、私たちは振り回されてしまいます。

「怒られるかな?」とビクビクしたり、「感じが悪いなあ、いいかげんにしてくれよ」と批判的になったりします。また、「どうしてこんなに機嫌が悪いのかなあ?」とその理由を考え、防御しようと考えます。

また、特に「お天気屋さん」ではなくても、誰にでも機嫌の悪いときがあります。しかし、誰かが不機嫌だからといって、こちらまでその気分に感染しなくてもいいのです。相手の気持ちを考えすぎて、振り回されることに疲れ、落ち込んだり、イライラしてはいませんか?　そのために自分のするべきことに意識を集中できず、ふだんのペースが乱れることもあるでしょう。

その不機嫌があなたのせいではないことがわかっているなら、深く関わらなくていいのです。いちいち気分の波につき合っていては、同じように不機嫌になってしまいます。ちょっとした思いやりを持って、少し離れたところから見守るくらいの気持ちで接してあげましょう。

不機嫌の理由は、つまらないことである場合が多いのです。ゆうべのプロ野球のナイトゲームでひいきのチームが負けた、出がけに家族とケンカした、仕事の取引先の担当者が横柄だ……たぶん私たちにはどうしてあげることもできないような理由です。

「そんなことで、いちいち八つ当たりしないでほしいな」と腹の立つところですが、ここは大目に見てあげることです。私たち自身も、自分では気がつかなくても不機嫌になっていることがあるはずです。

相手が自分を非難しているのではなく、「ただ機嫌が悪いだけ」だと理解すれば、不機嫌に感染して、自分までイライラすることはなくなります。

心のスパイス 51

気の合わない人がいて気分がスッキリしないときは

　どうしても気の合わない人、嫌いな人がいると、そのことで頭がいっぱいになり、気分がすっきりしません。
「あんな人のことでむしゃくしゃするなんてバカらしい」とわかってはいても、なかなか割り切ることができないものです。
　こんなときには、そっと悪口を言い合える仲間がいると、楽になります。「陰でこそこそ言うなんてイヤだな」「悪口なんか言っても、何にもならないよ。かえってみじめになりそうだ」と、悪口を言うことに抵抗を感じる人もいることでしょう。

もちろん、度のすぎた悪口は中傷になりますし、聞いているほうがうんざりするまでくどくど話し続けるのは考えものです。

けれど、不満や鬱憤があまりたまらないうちに、少しぐらいの悪口を言ってみると、気持ちの負担がぐっと少なくなります。

たとえば、会社の上司についての不満があるときは、

「部長ときたら言うことがころころ変わるんだから。いいかげんにしてほしいよな」

「ホントよね。そのたびに仕事をやり直ししなきゃいけないんだから」

などと同僚同士でグチを言うことがよくありますね。これは、お互いに不満を言い合って鬱憤を晴らしているだけではありません。同じような気持ちでいる他の誰かとのコミュニケーションは、心強くて結束を固めることでもあるのです。

グチを言い合うのは気分転換になるし、これまでとは違った見方ができるようになることもあります。

「でも、身近な人にペラペラしゃべったりして、本人に伝わったりしないかし

ら？」という心配があるかもしれません。そういう場合は、悪口を少しずつ小出しにしてみましょう。「あ～あ、参っちゃうなあ」とため息をつくだけでも、同じような気持ちを抱いている人ならピンと来るはずです。そこから、いつも心の底に押し込んできた悪口が、するっと出てくるかもしれません。

それでも身近な人に言うのが不安なら、別の立場の友人に話してみましょう。職場の人の悪口なら学生時代の友人に、近所の人の悪口なら職場の仲間に、といったふうです。そんなときには、「こんな人がいてね、困ってるのよ」と、状況をわかりやすく整理しながら話しているうちに、自分の気持ちも整理されてスッキリしてきます。

心のスパイス 52

ケンカや行き違いで相手を責めたくなったら

誰かとケンカをしたり、気持ちの行き違いがあったときには、「あなたが時間にルーズだから、映画に遅れちゃったじゃないの」などと、相手を責めることがあります。

これが、たまのことならそのつど仲直りしたり、解決すればいいのですが、この「あなたが〜だから」が、日常の会話の中にひんぱんに登場するようになると、コミュニケーションがうまくとれなくなります。

言われているほうは、常に責められていることになるからです。自分でも、

「悪かったな」と反省したとしても、あまりにも「あなたが」「あなたが」と連発されると、素直に謝る気が失せてしまうものです。

ケンカや行き違いの原因が、一方だけにあったとしても、それによって引き起こされる感情のもつれは、両方の心に影響を与えています。ですから、「私はこう感じた」「私が怒ったのは、～だったから」と考えて、それを相手に伝えてみましょう。「私」を主語にすると、一方的に相手を責めるニュアンスがなくなるのです。

面白くないことがあると、相手を責める気持ちになるのは当たり前です。しかし、そんなときこそ「私は」と、自分のことを中心にして考えてみましょう。冷静に分析した気持ちをオープンにすると、相手も耳を傾け、コミュニケーションが成立する可能性が高くなります。責めるだけ、責められるだけの関わり方をしていると、問題の解決は先送りになるばかりで、関係そのものが冷え切ってしまいます。

これは、恋人や友人という、プライベートの人間関係だけに限ったことではありません。

「上司がたくさん仕事を言いつけてくるから、こんなに苦労するんだ」といつも思っているのだったら、「私がきちんと断れないから、こんなに苦労するんだ」と考え直してみるのです。そうすると、次は「今はほかにもたくさん仕事があるので、ちょっと無理なんですが」と断ることができるはずです。

「あの人が自分勝手だから、振り回されて困るなあ」と思うのなら、「私が無理して合わせてやるから、調子に乗っているんだな」と考え方を変えるのです。そうすると、自分は自分のペースでやろうと思うことでしょう。

「私」を主語にするのが、自己主張のスタートです。自分を主張するのは、強い行動と思われがちです。ほかの人を押しのけてでも、自分が前に出るといったイメージさえあります。

しかし、自己主張をすることは、自己中心的というのとは違います。自分を主張することによって、自分の欠点や、直すべきところも見つめなくてはいけません。

「あなたが～だから」「あの人が～だから」「みんなが～だから」と言っているときには、自分の悪いところにはとうてい考えが及びません。自分はいい人間で、誰かのために苦労していて、ものごとがうまく運ばないのはその人のせいだと思っていればいいのですから。

しかし、「私」を主語にするとそうはいきません。自分の行動は、自分で考えて決めるのですから、誰かに責任を押しつけることはできないのです。

自分の今置かれている状況、たとえば「会社の仕事がつまらない」という不満も、自分の生き方の結果なのですから、それを変えたいなら不平を言っているだけではなく、自分で何らかの努力をしなくてはなりません。

「私」を主語にすることが、なかなかできない人もいます。

自分には価値がないと思い込んでいて、「私の考えや感じ方なんか、どうせ聞いてはもらえない」と最初からあきらめてはいけません。それは、無力感にとらわれ、相手を信頼していないことの裏返しです。まず相手に受け止めてもらえることを信じて、「私は」と考え、それを声に出してみましょう。

心のスパイス53

怒りを相手にぶつけようと思ったら

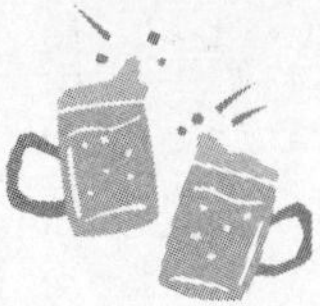

不愉快な目にあっても、そのときあらわす態度は人それぞれです。あるレストランに行ったAさん、Bさん、Cさんの例を見てみましょう。

ここは高級レストランとして知られていて、おいしい料理と行き届いたサービスに見合った料金のお店です。ところが、Aさん、Bさん、Cさんが行ったときは、ひどい状態でした（この三人は、知り合いでも何でもありません。それぞれのガールフレンドと共に食事をしました）。

予約していたはずなのに手違いで長い間待たされ、ボーイはどういうわけか仏頂面でサービスどころではない様子。やっと出てきた料理も冷めきっておいしくないばかりでなく、質の悪いものでした。

Aさん、Bさん、Cさんは一様にがっかりし、腹を立てましたが、三人の取った行動は違っていました。

Aさんは「サービスが悪いし、料理もひどい」とボーイにクレームをつけようと思いましたが、やめました。もともと自分の意見をはっきり言うほうではないし、「言ってもしょうがないや。どうにもならないよ」と考えたのです。一緒にいたガールフレンドも、「あ〜あ、こんなお店だったのね」と食事の最中からがっかりしています。出口のところに、店のマネージャーらしき人がいました。「お食事はいかがでした?」と聞かれたAさんは、つい「おいしかったよ」と答えてしまいました。その様子を見たガールフレンドは、不満そうにしています。

Bさんはデザートの途中で、「責任者を出せよ!」と大声で叫びました。マネージャーがあわてて飛んで来ると、Bさんは激しい口調でののしりました。他のお客はびっくりしてこちらを見ています。その視線を感じたBさんは、自分が注目を集めているヒーローになったような気がして、ますます語調を強めました。ガールフレンドは、「もういいからやめて」と何度も言っていますが、Bさんの耳には聞こえていませんでした。

Cさんは、お勘定を払うときにマネージャーが控えているのに気がつきました。そこで、「今日はがっかりです」と、ボーイのサービスの悪さや、料理の手抜きについて冷静に説明しました。ガールフレンドも、Cさんの隣で相づちを打っています。Cさんは、恐縮して何度も頭を下げるマネージャーに、「ではまた」とちょっと微笑んで店を出ました。

Aさんは、人と衝突することはもちろん、人と接すること全般が苦手です。自分が何かを言うと相手が反発するのではないか、まずいことになるのではないか懸念しています。怒ったときでもそれを表現しませんが、その怒りは内向していつまでも嫌な気分を引きずります。その場しのぎに、本心と違うことを言うこともしょっちゅうです。

レストランの帰り道、ガールフレンドは「じゃあ私はこれで、さようなら」

と、さっさと帰ってしまいました。Aさんが止める間もありませんでした。弱気で消極的なAさんの態度に、うんざりしてしまったのです。

疲労感にとらわれたAさんは、「家に帰って寝てしまおう。いいレストランなんか、そうそうないんだ」と悲観的な気分です。

Bさんは、クレームを通り越して、相手を侮辱する言葉をぶつけました。自分がちょっとでも不愉快な思いをしたら、二倍、三倍にして返してやろうと思っています。怒りをぶつけるのは当の相手でなくてもいいらしく、しばしば近くにいる人間が巻き添えになります。周囲の人々が自分をどう見ているか、いつも気になっています。

ガールフレンドはレストランを出て、「あそこまで言わなくたっていいじゃない。恥ずかしかったわ」と言っていますが、Bさんは取り合いません。

周囲の視線が気になるわりには他人の気持ちを考えないので、何事においても正しい判断ができないのです。ガールフレンドは内心で「もうこんな人と出かけるのはよそう」と思っています。

Cさんは、自分の気持ちをがまんしないではっきり言いました。Cさんが望んだのは、仕返しすることではありません。客としての率直な感想を、感情をコントロールしながら表現したので、相手にもストレートに伝わりました。「ではまた」というのは、相手に挽回のチャンスを与えることです。Cさんがまたこのレストランに来るかどうかはわかりませんが、一〇〇パーセントの否定ではないことは相手をほっとさせ、かえって深く反省させるのです。

また、Cさんの意見は、連れのガールフレンドの意見でもありました。打ち合わせしたわけでなくても同じ意見だったので、彼女は相づちを打ったのです。

私たちは、自分の思っていること、なかでも怒りをそのまま口に出したら、周囲との関係が悪くなるのではないかと考えます。

しかし、過度に意見を押し込めてばかりいると、Aさんのようにいつまでも怒りから解放されません。正しいこと、公平で筋が通っていることなら、率直にはっきりと表現できるようにしましょう。

感情に走らない冷静な言葉なら、たいていの相手はそれを受け入れるものです。Bさんは一見はっきりものを言っているようですが、攻撃的で社会のルールからはずれているため、その怒りは相手の心にきちんと届きません。

納得できないこと、腹の立つことがあったら、それを表現してみましょう。しかし、怒りや興奮のあまり、我を忘れるようではいけません。必要以上の表現は、かえって問題の焦点をボヤけさせます。

「自分の思っていることをそのまま口に出したら、周囲との関係が悪くなるのでは」という恐れは、冷静さを失った場合になら当てはまります。しかし、Cさんのように自分の胸のうちを穏やかに、冷静に相手に伝えることができるなら、その心配は無用です。周囲の人も、そういった意見には耳を傾けます。

では自分の思っていることを、相手に上手に伝えるのは、高等な話術が必要でしょうか？　そんなことはありません。

最近あった納得できないこと、腹の立つことを思い出してみてください。どうしてそう思ったか、どんな事実があったか、それによって自分が受けた失望や損害があったかを、頭の中に並べて、わかりやすい言葉にしてみましょう。

考えているうちに、その出来事が頭の中で整理されますね？　次に、原因は何だったのか、誰かの悪意かそれとも単純なミスか、間違いがあったならそれを直すためには何をしたらいいかまで考えることができるはずです。

いったん言葉にするために、頭の中で物事の流れを見つめ直す作業を無意識のうちに行なっています。このようにして発せられた言葉なら、自信をもって表現してもいいのです。

また、もっと簡単な方法もあります。ゆっくりと、低めのトーンで話すのです。人は怒りを感じると、早口になったり声がうわずったりします。自分の怒りに興奮して、大声で怒鳴ってしまうこともあるでしょう。

さらに、よくあるのが、必要以上の怒りをあらわにすることです。カッとなって、相手に対してふだん感じていたちょっとした不満や、直接相手とは関係のないことまで持ち出し、一気に憤懣《ふんまん》を晴らそうとするのです。

それでは、相手は怖がりはするものの、あなたの怒りに説得力がなくなります。要点がボヤけてしまい、「何だかわからないけど、怒られたよ。やれやれ」としか相手に伝わらないのです。

怒りを表現してもいいのです。しかし、どうせ表現するなら、相手の心にきちんと届くように怒ってみましょう。

心のスパイス 54

相手に「どうして？」と言いたくなったら

K君は、S子さんとつき合っていました。お互いの家を往き来し、休日はあちこちデートに出かけ、いい関係が続いていました。

しかし、半年ほどたったところで、K君が忙しい部署に配置転換となりました。残業続きで休日出勤もしょっちゅうです。以前のようにひんぱんにデートをすることができなくなりました。

ところがS子さんは、なかなか納得してくれません。「どうして会えないの？」「どうして毎日そんなに遅くなるの？」と何度も同じことを聞いてきます。K君のS子さんに対する気持ちは変わっていなかったというのに、疑われているように感じて、だんだんS子さんがうるさくなってきました。

しかし、それを感じたS子さんは、ますます焦ってしまいました。「私のどこがいけなかったの？」「私たち、これからどうなるの？」と感情的になりました。K君は、S子さんを悪いとは思っていないし、これからどうなるかなんてわかりません。しかし、S子さんは急いで結論を出したいようです。

人間関係がうまくいかないときに、焦って結論を出そうとすると、かえって泥沼状態に陥ってしまうことがよくあります。相手に無視されている、避けられているようだと感じると、その原因を知りたいあまり「どうして？」を連発しがちです。

しかし、この「どうして？」という言葉を使うときは、用心しなくてはいけません。一見下手に出ているようでも、相手に対する非難が隠されているのです。「どうして？」「なぜなんだ？」と冷静に話しているつもりでも、感情が先走って問いつめる口調になったり、相手の言動をいちいち拘束しがちです。

誰が悪いのか、いつからおかしくなったのか、自分のどこを直せば元通りになれるのか、こんな疑惑で頭の中がいっぱいになり、ついそれを相手に確認したくなります。

「宙ぶらりんのままじゃイヤ。どうにかしたい」と願うあまり、問題を解決するためには、急いで何かをしなくては、と思い込みます。

しかし、人間関係はそうシンプルなものではありません。恋人同士のすれ違いに限らず、家族のいざこざ、会社や近所のつき合いでも、一＋一＝二とはいかないのです。人と人との関わりは、すべてが曖昧で白黒をつけにくいものだと思ってください。

ですから、「どうして？」と問いつめられたほうでもそう簡単に答えられません。他のことであれこれ忙しかったり、本人は距離を置いているつもりがないときに、理由を聞かれても、ひと言ですっきりとは説明できないものです。ですから、急いで白黒つけようとすると、ますます相手を追い込むことになります。それぞれに言い分があるのですから、「はっきりしてよ」「曖昧だ」と責められても、どうしようもないのです。

人間関係で、焦って結論を出さなくてはいけないことは、実のところそう多くはないのです。

誰かとの仲が険悪になり、「もう関わるのはやめよう」と思ったとします。それでも、急いで「君とはもうつき合わない」と宣言する理由は、あまりないはずです。素知らぬ顔をして、少しずつつき合いを減らしていけばいいのです。そのうち、元通りの仲になるかもしれません。

人間関係のトラブルは、時間がたつと自然に解決することが多いのです。焦らなくても、結局は行き着くところに行き着きますから、目をつり上げて「決着をつける」「白黒をはっきりさせる」とがんばらず、グレーゾーンに置いて見守るくらいの心の余裕を持ちましょう。

心のスパイス 55

相手に失望し、悲しみが湧いてきたときは

何かつらいことがあったときには、家族や友だち、恋人と語り合うことで、ずいぶん気が晴れるものです。

親しい人は「そうだね、その気持ちわかるよ」と自分の味方になって話を聞いてくれるし、ときには厳しい意見を言ったり、いいアドバイスをしてくれます。そうこうしているうちに、また明日へのエネルギーが湧いて来るものです。

しかし、こういった大切な人たちとのコミュニケーションがうまくいかなくなると、とたんに落ち込んでしまいます。意見が食い違ったり、思ったような反応

が返ってこなかったり、何だかこちらを避けているようだったり。それまでの関係が親しければ親しいほど、ショックは大きいものとなります。

こんなときには、少し相手から離れてみましょう。「それじゃあ、ますますうまくいかなくなるんじゃないかな?」と不安になるかもしれません。でも、近すぎる関係にいると、自分と相手の様子が、正確に判断できなくなることもあるのです。

絵や彫刻を見るときに、目をぐっと近づけて見るばかりではそのよさがわかりません。身を引いてみたり、何歩も後ずさりして、広い視野から鑑賞するものです。

絵や彫刻に限りません。私たちがスーツやワンピースを選ぶときは、まず試着してサイズが合うか確かめたあと、カーテンを開けて試着室から出て、遠くからもう一度鏡に映してみます。すると、試着室の中にいたときにはよく見えなかった全体の様子をチェックすることができます。

人間関係も同じです。たまには思い切って距離を置いてみるのも、関係を見直すいいチャンスです。

両者の関係がうまくいって、何でもスムーズに運んでいるときは、身も心もぴったりと密着しているのが自然ですし、それによっていっそう一体感が強くなります。「この人は私と同じ感じ方をしている」「何でもわかってくれる。一心同体だ」という思い入れが当たり前になっています。

しかし、知らず知らずのうちに相手に対する期待がふくらみ、実際の相手の心が見えなくなっていることもあるのです。ですから、少しでも期待を裏切られるようなことがあると、「そんなはずはない」とショックを感じます。ほんの些細なズレでも、大きな食い違いに感じ、相手に対する失望や怒り、悲しみが湧いてきます。それでも、もともとの期待が大きくふくらみすぎていたことには、なかなか気がつきません。

何とかしてこれまでの関係を取り戻そうと必死になりますが、「この人を信じていたのに、ひどい」という被害者意識が根底にあるので、ギクシャクしたり押しつけがましくなったりで、かえってこじれてしまう可能性もあります。

これまで全面的に信頼してきた人との関係がうまくいかないとなれば、焦ってしまうのも無理からぬところですが、自分の焦りをただ押しつけても相手は引くばかりです。

人間関係にも「つかず離れず」というスタンスがあっていいのではないでしょうか？　そのときの気分で、適当にくっついたり離れたりすることではありません。大切な人、これからもずっとつき合いたい人であればあるほど、ときには距離を置いてみることが大切です。

長い時間のなかでは、両者の間がぐっと密接になったり、ちょっと遠くに離れてみたりという自由があったほうがいいのです。

近すぎる関係にしがみつくと、自分を見失うばかりでなく、相手をも見失ってしまうことがあります。

同化するばかりが、親密さの証《あかし》ではありません。あなたも、あなたの大切な人も、いつでも広い視野からものを見ることができるように、ときにはちょっと距離を置いてみましょう。

心のスパイス
56

人間関係に疲れてしまったときは

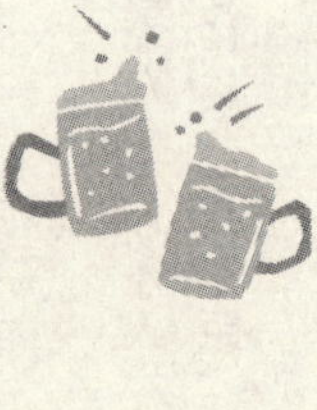

私たちを取り巻いている人間関係は、自分で望んでできたものではありません。

幼い頃は、家が近くにある、同じ年頃の子ども同士でつき合います。学校に入ると、クラスメイトや、同じ部活動の友人とつき合うようになります。さらには、仕事をして給料を得るために入った会社でできたものが、会社の同僚です。

つまり、つき合いのほとんどは、勉強や仕事という目的のついでにできたもの、本来の目的にくっついてきただけのものです。

恋人や夫婦、そしてごく少数の友人は、「この人とずっとつき合っていきたいな」と思って、そういう仲になったのでしょうが、たくさんの人間関係のなかで、それはごく少数の例外です。

ところが、人間関係に悩む人は、自分がそこにいる本来の目的を忘れていることがほとんどです。学校は勉強するために行くところなのに、人間関係がうまくいかないと「行きたくない」と思ってしまいます。会社に行くのは仕事をするためなのに、仕事のことよりも人づき合いに神経をすり減らすようになります。これはおかしなことだと思いませんか？

ですから、人間関係に悩んでいるときこそ自分の毎日をチェックして、本来の目的を忘れていないか考えてみましょう。もしも、人間関係を気に病んで、勉強や仕事がおろそかになっているなら、それは本末転倒というものです。

私たちが成長し、年齢を重ねてきたことによって、関わりのある人間も増えていきます。その知り合ったすべての人によく思われたいなどと考えたら、とんでもないことになります。たちまち、ごちゃごちゃと増えた人間関係にがんじがらめになることでしょう。

ですから、「この人とはつき合いたくないな」と思ったら、関わらなくてもいいし、これまでずるずると続いてきた人間関係を、一度捨て去ってもいいのです。「捨て去る」とは穏やかでありません。実際に相手に「あなたとの関わりは、もうこれっきりにします」などと言う必要はないのですが、自分の気持ちの中では、はっきりと「捨て去る」と思ったほうがいいのです。

迷惑をかけて平気でいる人、自己中心的でわがままな人、不平不満ばかり言ってこちらをうんざりさせる人、図々しくて恥知らずな人、嘘をつく人……こんな人たちとつき合っていても、いいことは何ひとつありません。酒癖の悪い人、金銭にルーズな人などは、言うまでもないでしょう。

相手が個人ではなく、グループでも同じことです。一人になるのが恐くて、つまらない集まりに出るのは時間のムダです。不毛な人間関係を捨て去るのも、自分の成長のひとつなのです。

気分転換編

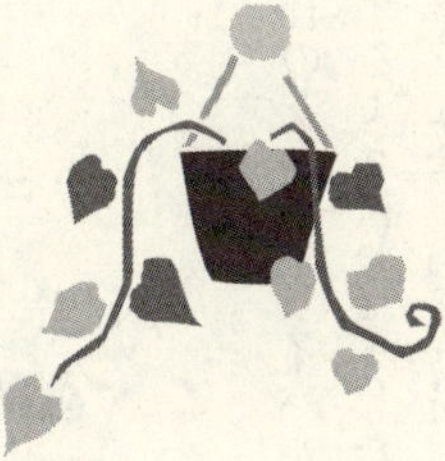

心のスパイス 57

何ごとにもクヨクヨしてストレスを感じるなら

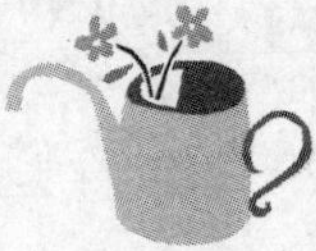

旅行代理店に勤めるAさんとBさんは、同期入社の友人で、ライバルでもあります。ある日、上司から団体旅行のプランを提出するよう言われました。

ある会社の社員旅行で人数は五〇名、二泊三日で予算は一人五万円。宿泊は温泉旅館でという条件です。その会社から発注があったのは初めてで、この先お得意様になってもらえば大きな営業成績になります。

行き先の希望は特になし、行き帰りの交通機関も、電車でもバスでも飛行機でもいいということです。条件があまりないのは、一見楽なようですが、そのために選択肢がありすぎてかえって面倒でした。また、男女が入り交じり、年齢もバラバラな五〇名の社員が、みんな満足できるプランというのも難しいものです。

それでもAさんとBさんは、張り切ってプランを練りました。あとは先方に提出するばかりです。ところが、直前になって、先方から「予算を一人四万円にしてくれ。行き先も〇〇地方がいい」という通知があったのです。予算が一万円もダウンするとなれば、せっかく練り上げたプランは白紙に戻さなくてはなりません。AさんもBさんも、「何だって、今になって急にそんなことを」と思いました。

しかし、二人のその後の対応は違っていました。Aさんは、「よかった。あちこちに手を回して予約を取ってからだったら、キャンセルで大変だったな」と、あっさり受け止め、ただちに次のプランづくりに取りかかりました。Bさんは、「直前になってやり直しだなんて、冗談じゃないよ。この先、あんなところと取引したくないな」といつまでもふてくされていました。

ある出来事をストレスと感じるかそうでないかは、人それぞれです。私たちは、ストレスになりそうな出来事が降りかかると、それが自分に害をなすものかどうかを判断します。ストレスになるかどうかの分岐点を、ストレス・ポイントといいます。Aさんは、このストレス・ポイントが高いため、Bさんと同じ出来事にぶつかっても、あまりストレスを感じないですむのです。

「私はダメだなあ。ストレス・ポイントが低いせいか、クヨクヨ気にしてばかりで」と思うかもしれませんが、まったくストレス・ポイントを越えない毎日ばかりでも、自分の能力や資質をアップさせることはできません。ストレス・ポイントを少し越えた出来事を克服していくことで、達成感、満足感を味わうことができるし、ストレスへの耐性も増していくのです。

毎日クヨクヨ気にしてばかりいないで、少々のストレスなら、自分の成長のためにむしろ歓迎するくらいの気持ちになってみましょう。

心のスパイス 58

上司に「NO」と言えない自分にストレスを感じたなら

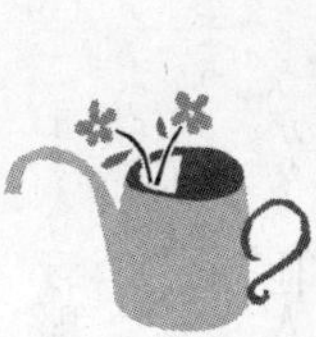

上下関係や集団の和を重んじる会社という組織の中で、上司の言うことにそう簡単に逆らえるものではありません。サラリーマンに限らず、社会に出て働いている人なら誰でも、理不尽な指示にもしぶしぶ従ったり、言いたいことがあってもそれをぐっとこらえた経験があるでしょう。

また、相手の意に添うようにするのは、世の中を渡っていくうえで大切なことでもあり、それができるのは立派な長所なのです。

しかし、上司に対して「ＮＯ」と言えないことがストレスになっていると思うなら、必要以上に萎縮《いしゅく》している場合があります。自分の持っている気がねと協調性の度合いが負担になっているのです。

あなたがやむなく従った上司の理不尽な指示に、あなたの後輩が平気で「部長、その案には反対です。それより僕はこうしたほうがいいと思います」などと反対意見を唱え、それを聞いた上司も腹を立てるわけでもなく、かえってその後輩に目をかけている……そんな光景を見ると、あなたは「私はどうしてあんなふうに堂々と意見を言えないんだろう」と、うらやましく思うでしょう。それでも、相変わらず上司の言うことには、すべて「YES」で応じてしまう。

また、そんな自分に嫌気がさしているため、「イエスマン、ごますり野郎と思われているんだろうな。陰で笑われているかもしれない」とくよくよ悩んでしまう。そのため、仲間たちとのつき合いまでぎくしゃくしてしまう。

ところで、あなたが萎縮するのは、上司に対してだけでしょうか？　他人の目を気にしすぎたり、自分の言動を相手がどう思うか考えすぎたりしていませんか？　ちょっと昔のことを思い出してみてください。子どもの頃の友だちや学生時代の先輩に対して、自分がどのように行動していたかを振り返るのです。

今のあなたが上司の言うことに逆らえないように、友だちや先輩にも逆らえなかったのではありませんか？　思い当たることがあるなら、自分の本当の気持ちを抑えてストレスをためやすい傾向にあるということです。職場以外でも言いたいことが言えず、エネルギーが自分の中だけで停滞しがちです。

つまり、自己主張したり、外部に対して自分から働きかけたりすることが少ないのです。だからといって、ひけめに感じることはありません。あなたの能力は、まだまだ発揮されていない部分が多いのです。今のストレスを、悲観的に、否定的に思うことはありません。

このようなストレス要因は、ずっと変えられないものではなく、ちょっと意識するだけで行動パターンを変えやすいのです。

エネルギーや感情を抑えることは得意なのですから、今度はそれを外部に向けてみましょう。まずは、会社やプライベートの場面を問わず、積極的に人とつき合ってみます。飲み会やサークル活動に参加して、多くの人と会話を交わすのです。冗談を交えた会話がはずむようになったらもう大丈夫です。上司への対応の仕方を変えて、自分の思うところを伝えることができるようになります。

上司の言うことに「逆らう」「断る」「NOと言う」と考えると、何やら恐ろしげで、まるで反逆を企てているようです。それでは決死の覚悟が必要ですが、もっと簡単に上司への対応の仕方をちょっとだけ変えてみましょう。

たとえば、Aさんは退社時間になって、上司から取引先のB社に行くよう指示されました。特に緊急の用事ではないようです。こんな言い方なら、上司との関係を険悪にすることもなく、断ることができます。

上司「A君、帰りがけにB社に寄って行ってくれないかな。この前のお礼がてら、課長を飲みに誘ってやってくれよ」

A君「あの、今夜はちょっと予定が入っているんですが」

上司「その予定、キャンセルできないのかね?」

A君「申し訳ありませんが、明日にしていただくと助かるんですが」

上司「しょうがないなあ、じゃあ、まあいいか。明日は頼むよ」

こういう遠回しな会話でしたら、上司のプライドは傷つきません。「寄って行ってくれ」と言われて「いやです」「お断りします」では、社会人として失格です。

「～だと助かるんですが」や「～していただけませんか」とソフトな物言いだと角が立ちませんし、上司のほうでも、部下の頼みを聞いてやったような気になります。

このような言い方は、職場だけではなく親戚や地域社会、そして友人同士の間でも役に立ちます。柔らかい言い方で、相手の気分を損ねずに自分の意志や気持ちを十分に表明できるのです。「私は断るのがヘタで」という人は、このフレーズを覚えておくと便利です。

「上司に逆らう」などとおおげさに考えず、少しずつ自分のエネルギーを外に解放してみましょう。これまで、他人の気持ちを大切に考えてきたあなたですから、人間関係を壊さないままで、自分の意に反することはスムーズに断れるようになります。

心のスパイス 59

ストレスを避けたいと逃げ回っているのなら

私たちが出会うどんな出来事が、どのくらい大きなストレスとなるのでしょうか？

アメリカの精神分析学者トーマス・ホームズらが、一九六七年に『社会的再適応評価尺度』を発表して、ストレスの原因となるものを数値であらわしました。

これは、三九四人の健康な市民に、四三項目の出来事について、その出来事が起こったあと、通常の生活に戻るまでに、どのくらいの時間がかかるかをアンケート調査したものです。

まず基準となったのは、「配偶者の死」と「結婚」で、それぞれ最初に一〇〇点、五〇点、の数値であらわされていました。この二つとの比較で点数をつけて、ストレスの強さに数値をつけるようにしたのです。

アンケート結果も、やはりトップは「配偶者の死」で一〇〇点、二位が「離婚」で七三点、三位が「夫婦別居」で六五点でした。以下、「刑務所などへの収容」「近親者の死亡」が六三点、「本人の大きなケガや病気」が五三点、「結婚」が五〇点と続きます。

もちろん、このホームズらの調査は、アメリカ社会を対象としているため、私たち日本人の感じ方とは異なるところもずいぶんあります。アメリカでは家族関係の中心が夫婦ですが、日本は親子のほうに比重が置かれています。また、日本人は失業など仕事上のトラブルに大きなストレスを感じます。

さらに、同じ出来事でもケース・バイ・ケースでストレスの大きさが違います。たとえば、それまで円満だった夫婦なのに、突然妻に愛人ができて離婚を切り出された夫と、長い間妻の浮気や借金に苦しめられてきた夫が、裁判を起こして晴れて離婚が成立した場合では、ストレスの度合いがまったく違うことでしょう。

ここで注目したいことは、項目の中には、「結婚」「夫婦の和解」「妊娠」「長期休暇」「クリスマス」といった、一般にはストレスの原因＝ストレッサーというより、楽しいこと、おめでたいとされていることも含まれていることです。つまり、私たちにとってはいいことであっても、ストレッサーになるのです。

ですから、私たちはストレスを感じるのが当たり前なのです。ストレスというと、嫌なもの、避けなくてはならないものと決めつけがちですが、ストレスのまったくない生活など、ありえないのです。

人間が生きている限り、生活には何らかの変化や事件が起こります。悲しい出来事、つらい出来事が起こったときには、健康を損なうほど大きなストレスを感じるものですが、いいことから起こったストレスやほどほどのストレスなら、精神にいい刺激や緊張をもたらします。生活からストレスを追い出そうとしてムキになるよりも、そのストレスを受け止め、うまくつき合うことを考えてみてください。

心のスパイス60

思い通りにならずにショックで打ちのめされたときは

A君とB君が、大学の医学部を受験しました。A君は代々続く開業医の息子で、幼い頃から医者になることだけを目標にしていますし、周囲の人々もそれが当然だと思っています。片やB君のほうは、本当は小説家になりたいのですが、ちょっと腕試しといった気分で医学部を受けてみました。

こんな場合、どちらも医学部を不合格になったとしても、A君とB君ではそのショックが全然違います。A君のほうが打ちのめされるのは、もちろんです。

このように、同じ出来事でもそれがストレスになる場合とならない場合があります。その要因はさまざまです。

第一に、その出来事とどれだけ深く関わっているかです。冒頭にあげたA君とB君の例では、A君のほうが医学部受験に深く関わり、合格することを強く望んでいます。どうしてもほしかったものが手に入らないと、人はそれをストレスに感じます。

第二に、その人の性格です。チャレンジ精神の旺盛な人、打たれ強い人、おおらかで楽天的な人、物事をあまり深く考えない人などは、ストレスをあまり感じません。かといって、この反対にチャレンジ精神のあまりない人、打たれ弱い人、細かくて悲観的な人、物事を深く考える人が、必ずしもストレスを感じやすいわけではありません。チャレンジ精神があまりなくても守り回るのが得意だったり、打たれ弱いうえに細かくて悲観的でも自分でそれを自覚していたり、物事を大変深く考えるのでいろいろな感じ方ができたりするのです。

それよりも「～しなくてはならない」「～でなくてはいけない」という思い込みの強い人が、ストレスにさらされやすいのです。

第三に、その出来事をそれまで体験したことがあるかどうかによっても、ストレスの度合いが違ってきます。たとえば、生まれて初めて牧場に行って馬を間近で見た幼い子どもが、馬にぺろりと顔をなめられたら、びっくりして泣き叫ぶことでしょう。しかし、それまで馬に何度も触れて馴れ親しんでいる子どもなら、キャッキャッと喜ぶことでしょう。

どんな出来事であっても、かつてそれを体験したことがあったなら、対処の仕方がわかるので、パニックを起こさずにすみ、さほどストレスを感じないのです。

第一に述べた出来事との関わり方については、すぐに変更できません。

第二に述べたその人の性格も、そう簡単には変えられそうにありません。でも、思い込みは違います。「〜しなくてはならない」を「〜しなくても大丈夫だ」に、「〜でなくてはいけない」を「〜でなくてもたいしたことではない」と思ってみるのです。何しろ主役は自分ですから、てっとり早い対応ができるはずです。

理性的でないやっかいな思い込みにとらわれていると、たいしたことのない些細な出来事まで、ストレスに感じてしまいます。自分の中に、理性的でない思い込みがどっかりと腰をすえていないか、よく考えてみましょう。

たとえば「あの人にはガマンできない」と思って苦しんでいるつもりでも、実際にはガマンどころか適当にあしらっても何でもなかったりします。ガマンできないという思い込みは、一人相撲であることが多いのです。

また、「失敗した。私はダメな人間だ」と落ち込んでも、周囲はそれほど感じていないことが多いのです。自分の能力を、極端に高いものか極端に低いものかの両極端にしか考えられないのでは、客観的とは言えません。

「あの人に嫌われたらおしまいだ」といって将来起こるかもしれない不幸におびえても、それが現実になるかどうかは、予想がつきません。このように、間違った思い込みはストレスになるばかりではなく、自由な発想が生まれるのを阻んでいるのです。

これは、ストレスになるかならないかを左右する第一の要因である「関わりの深さ」にも関係があります。A君は、医学部に合格しなかったら自分の人生は失敗に終わると考えているのかもしれませんが、そんなことはありません。何度チャレンジしてもいいのですし、他の生き方だってたくさんあります。思い込みからちょっと視点をずらしてみると、ストレスをあまり感じずにすむのです。

第三に述べた「同じような体験があるかどうか」は、ふだんから心がけて訓練しておくことができます。一人の人間が実際に体験できることは、ごくわずかです。時間に追われる生活の中では、そうそう珍しい体験をすることはできませんが、これは「代理体験」でも大きな効果があるのです。

たとえば私たちは、本を読んだり、映画やテレビを観ることで、ずいぶん多彩な体験をしているものです。江戸時代の日本人がいきなり海外に出かけたとしたら、初めて見るもの、聞くものに驚いて、パニック状態になったことでしょう。でも、現代に生きている私たちは、たとえ活字や写真、映像の中だけであってもたくさんの出来事にあらかじめ遭遇していますから、海外に行ってもあまりショックを受けることもありません。

また、会社の同僚が突然転勤を命じられたのを見ていれば、次にそれが自分の身に降りかかってきたときも、あまり動じなくてすみます。私たちは、他人を見ながらそれを「自分のこと」として学ぶことができるのです。

本人がちょっと意識を変えるだけで、このようにストレスを遠ざけることができます。間違った思い込みを捨て、生き生きした好奇心を忘れないようにしましょう。

心のスパイス 61

ストレスに負けない自分になりたいと思っているなら

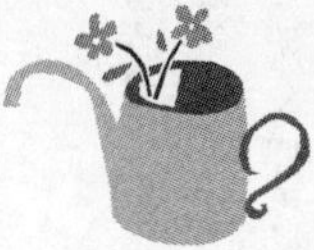

あなたが道を歩いているとき、どこからかボールが飛んできて頭にぶつかったとしましょう。もちろん痛いですね？　ボールが硬かったり、勢いが強ければケガをします。場合によっては、命にかかわるような大ケガになることもあります。

しかし、帽子をかぶっていたとしたらどうでしょう。ケガの度合いはずいぶん軽くなるし、もしそれがヘルメットだったら、まったく無傷ですみます。ちょっとしたボールなら、ぶつかったことさえ気がつかないままかもしれません。

このボールをストレスになりうる出来事や環境だとすれば、帽子はそれをはじき返したり弱めたりして、あなたをストレスから守っているわけです。心理学では、ストレスになりうる出来事や環境を「ストレッサー」、ストレッサーからその人を守るものを「ストレス耐性」と呼んでいます。ストレス耐性が弱かったりほころびがあったりすると、ストレッサーに直接さらされるのですが、ストレス耐性が分厚くて丈夫だと、かなり強いストレッサーでもはじき返すことができます。そしてこのストレス耐性は必ずしも先天的なものではありません。大人になってからでも、強くすることができるのです。

では、ストレス耐性を強くするにはどうしたらいいのでしょうか？まずできるのは、身体の健康を整えることです。病気のときは気分がふさぎがちで、つい悲観的になったり弱気になったりします。もしも長く続く病気になったら、病気とうまくつき合ってゆくことも学ばなくてはなりませんが、できることなら病気にならないよう、ふだんから体調を整えるよう健康に気を配っておきましょう。

特に病気になっていないときでも、睡眠不足だったり疲労がたまっていると、イライラするものです。体調がよくて気力が充実しているときなら、ちょっとした仕事のトラブルくらいうまく処理できるのに、二日酔いで頭がガンガンしているときだと何もかもが神経に障り、ストレスの原因となります。

自分が今、身体的にどんなコンディションかを考えてみてください。夜はぐっすり眠り、食事をきちんと摂っていますか？　食べすぎ、飲みすぎをせず、体重が安定していますか？　タバコを吸いすぎたり、運動不足ではありませんね？

次に、心の状態を健康に保ちましょう。身体の健康と心の健康を、切り離して考えることはできません。

心の状態の健康といっても、数字やデータで測れるものではありません。まずは「毎日を楽しんでいるか？」「仕事以外の趣味を持っているか？」「休日にやることがなくて手持ちぶさたにならないか？」などと、考えてみましょう。

つまりは、生き生きとした感情をもって、前向きに生活しているかといったことです。こういう気持ちがあれば、ストレス耐性はすでに身についているようなものです。

たとえば、長い間真面目にサラリーマンとして仕事に励んできたのに、定年間近に会社が倒産してしまったAさんとBさんの様子を比較してみましょう。

Aさんはがっくりと絶望して、家に閉じこもっています。これまで仕事に追われて趣味を持つゆとりなどなかったので、プライベートの友人もいません。奥さんが、一緒に外出したりカルチャーセンターに行って習い事をしようと誘っても、しょぼくれてばかりいます。再就職は最初からあきらめています。社会からどんどん取り残されているようで、ニュースを見る気もしません。

Bさんも最初のうちはがっかりしていましたが、「退職金はもらえたし、まあいいか」と気を取り直しました。会社が倒産したと聞いて、心配して電話をかけてきた学生時代の友人たちと会って、一杯やりながら老後の人生設計について語り合ったりしています。失業保険をもらってぶらぶらしているだけではいけないと、市役所のボランティアメンバーに登録しました。特別な技術がないので簡単なお手伝いしかできませんが、今はあちこち出かけて、これまでなかった経験をするのが楽しみです。

会社の倒産という同じストレッサーでも、Aさんはストレス耐性が弱かったのでそのストレスが長く続き、Bさんは発想の転換ができたので、ほとんどストレスとなりませんでした。これまでの自分を肯定して、一歩でも前進する気持ちがあれば、強いストレッサーにさらされても、立ち直りが早いのです。

次に、自分と周囲との関わりを考えてみましょう。何か困ったことがあったとき、いざというときに、力になってくれる人がいますか？　家族でも、友人でも、同僚でもいいのです。できればプライベートのことでも相談し、アドバイスをもらえる人が複数いるなら、強いストレッサーに遭遇したときでも心細くはなりません。相談することによって具体的な解決策が見えてくることがありますし、愚痴をこぼすだけでもストレスはずいぶん弱くなります。

また、その人たちが何かストレスを感じているときには、あなたがよき相談相手、アドバイザーになることができれば、その関わりはさらに強固なものになることでしょう。

これまでストレス耐性を、「身体の健康」「心の健康」「周囲との関わり」という三つの側面から考えてきました。

これらすべてに欠けているところがないのが理想的ですが、三つの側面を一気に強化するのは、そう簡単にできることではありません。そのためにやたらとがんばると、また新たなストレスを生み出しかねません。

それよりも、まず三つのなかで特に弱いところがあったら、それをカバーすることを考えましょう。たとえば、身体と心はいいコンディションにあっても、毎日の忙しさにかまけて人づき合いから遠ざかっていたりしたら、友だちに電話してみるなどの行動を起こしてみましょう。また、身体も周囲との関わりも申し分ないのに、心がちょっと後ろ向きだなあと思ったら、一人でのんびりと好きなことをする時間をとってみましょう。

こうやって、バランスのよいストレス耐性をつくっておけば、ほころびがなくなります。ちょっとしたストレッサーならば、ストレスとして避けるよりもむしろそれに挑戦し、ステップアップするチャンスとして歓迎するほどになることでしょう。

心のスパイス 62

気乗りがせず何ごとも手がつけられないのなら

もうじきテストがあるというのに、勉強する気が起きない。「まずいな、勉強しなくちゃ」と思っているのに、つい遊びに行ったり、テレビを観たりしてしまう。気持ちの中にテストのことがあるので、心から楽しめない。それでもずるずる時間ばかりが過ぎていく。

どうして自分は、こんなに意志が弱いのだろう。後回しにしているうちに、イライラがつのってくる……。

誰もが、こんな経験があると思います。テスト勉強ばかりではありません。早く片づけなくてはならない仕事を引きのばしたり、誰かと仲たがいした後で「早く謝ったほうがいいな」とわかってはいても、気まずくてなかなか言い出せなかったりします。

そんなときは、「こんなこと、したくないんだ」という気持ちをまず認めることです。テスト勉強なんか退屈だ、仕事はつまらない、謝るために下手に出るなんてまっぴらだ。そんな感情を押し殺していませんか？　自分の感情を認めないまで、そのことに取り組もうとしているから、混乱してイライラするのです。

ですから、「こんなこと、したくないんだ」とまず認め、その次に「では、しなかったらどうなるのだろう？」と考えてみてください。

たとえばテスト勉強をしなかったら、きっと成績が落ち、子どものうちは親や先生に叱られることでしょう。高校生くらいになると、ひどく成績が落ちたら追試や落第が待っています。入学試験や資格試験だったら不合格となり、それまでの努力が水の泡になるかもしれません。

こういった事態を、できるだけ具体的に思い浮かべてください。そうしているうちに、「落第するわけにいかないから、勉強しようかな」という気になってきます。勉強の程度にもいろいろあり、成績を上げたいなら猛勉強を、これまでと同じくらいの成績を保つならいつものペースで、入学試験や資格試験だったら万全を期してやればいいのです。

反対に、「落第したっていいから、勉強なんかしたくない。どうしてもイヤだ」と思うことだってあるでしょう。絶対に後悔しないという確信があるなら、勉強をやめるという選択肢もあります。

このような自分の感情の整理は、私たちがふだん無意識のうちにしていることです。コーヒーをいれるためにはお湯をわかさなくてはならない、恋人との待ち合わせ場所に行くためには雨の中でも出かけなくてはならない、といったふうです。

特にいやなこと、手間のかかることの場合にはうまく整理がつかず、誰だってイライラするものです。

心のスパイス 63

他人の言動にイラついてしまったら

急いで電車に乗らないと約束に遅れてしまいそう。それなのに切符売り場の自動販売機の前は長蛇の列、やっと自分の番が近づいてきたのに、前にいる人がモタモタしてよけいな時間をくっている。あなたのイライラは爆発寸前。

しかし、その人が地方から出てきたばかりの高齢者だと気がついたりすると、腹立ちは収まります。路線図が読みにくかったのだろうか、自動販売機の使い方に慣れていなかったのだろうかと、その人の視点に立ってものを考えるようになれるからです。これを共感能力といいます。

共感能力が発揮されると、イライラさせる行動にも理由を見つけ、「ああ、それじゃあ無理もないな」と納得できるのです。この共感能力は、あまりよく知らない人があなたをイライラさせる言動をとったときに、いっそううまく働きます。

その人の行為が、悪意から発したものでないこと、おそらく何らかの理由があることを推測し、自分を納得させることができるからです。そうすれば、無用にイライラして、その後の時間を不快な気分のまま過ごさなくてすみます。

また、勝手な思い込みで相手に突っかかったり、無用なトラブルを起こすことも防げます。相手が困っていることがわかったら、手助けしてあげることもできます。

ところで、世の中には、まったく筋の通らない利己的なことをする人、悪意からこちらをイライラさせる人もいるものです。意外なことに、こんな場合にも共感能力は役に立つのです。

「この人は、どうしてこんなことをするんだろう?」と考えても、その行動に理由を見つけることができなければ、その人は利己的だったり、こちらに悪意を抱いているということです。それに気がついたら、さっさと関わりを避けるようにすればいいのです。相手のそんな性格のためにイライラする必要などないことが、はっきりしたのですから。

もっとも、世の中の大部分の人間は、理由もないのに人をイライラさせようとは思っていません。町にはたくさんのイライラのタネが転がっていますが、共感能力を身につけると、自分のなかから湧き起こるいやな感情や敵対心をコントロールできます。

そしてこの能力は、何度も繰り返して「この人の立場になってみよう」と訓練することによって、どんどん磨きがかかります。

また、逆の立場になってみましょう。自分がやむを得ない理由で誰かをイライラさせていると思ったら、その理由を何らかの方法でアピールすると、張りつめた雰囲気をやわらげることができます。

心のスパイス 64

長い行列待ちにイラついてしまったら

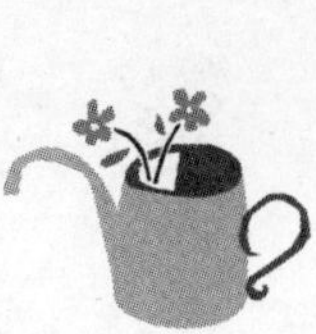

深夜のタクシー乗り場、駅の切符の自動販売機、遮断機が下りっぱなしの「開かずの踏切」、スーパーのレジや銀行のキャッシュディスペンサー……私たちの毎日は、行列に並んで順番待ちをすることがしょっちゅうです。誰もが「遅いな、まだかな？」とイライラして、「割り込みをするヤツはいないだろうな？」「あっ、あいつは何件も振り込みして。しかも要領が悪くてモタモタしてるぞ」と目つきまでキツくなってしまいそうです。

しかし、待たされてもイライラしないこともあります。たとえば、ひなびた温泉へ旅行をしたときは、停留所で一時間もバスを待っていてものどかな気分のまま、並んでいる人々となごやかに世間話を交わしたりできます。

また、自ら進んで行列に並ぶこともあります。おいしいと評判のラーメン屋さん、遊園地で人気のアトラクションには嬉々として並び、「いやー、昨日は二時間も並んじゃったよ」と同僚に自慢したりするものです。

「そりゃあそうだよ。行列の先にあるのがお楽しみなんだから」と思うでしょう。そうなのです！　待っているあいだ、人はその先にあるもののことで、頭がいっぱいになります。ですから、それが心地よい温泉やおいしいものだったら、イライラしないですむのです。

しかし、タクシー乗り場やスーパーのレジで行列をつくっているときは、その先にあるのはいつもの仕事や家事ですから「したいこと」ではなく、「しなくてはならないこと」。だから考えが広がらず、イライラするのです。

待つ時間を少なくする方法がないのなら、せめてイライラしないで過ごしたいものです。

人間の頭は、同時に二つのことは考えられません。「今度の休みには何をしようかな?」「次のデートでどこに行こうかな?」などと楽しいことを想像すると、意識はそちらに向かい、イライラが収まります。

「そう簡単に、意識の転換はできないよ」という人は、行列の前後の人をさりげなく観察する習慣をつけましょう。

スーパーのレジだったら、前の人のカゴの中をチラッと見て、「ずいぶんたくさん買うんだなあ。すると大家族なのかな?」「おや、インスタント食品ばかりだぞ。何だかわびしいな」などといくらでも想像がふくらみます。

切符の自動販売機だったら、「路線図で自分の降りる駅を探しているところを見ると、遠くまで行くんだな……やっぱり、隣の県だ」などと推理できます。

そうこうしているうちに、待たされているという現実は頭の中から遠ざかります。心のありようを変えるだけで、しばしイライラを忘れ、気がついたら自分の番になっていることでしょう。

心のスパイス65

どうもすぐイライラするなと感じたら

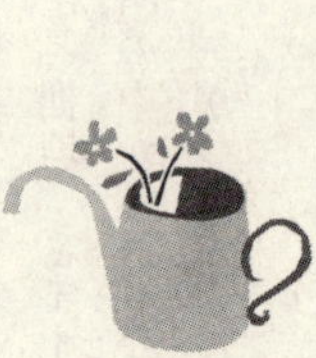

Ａさんと Ｂさんが、出張に出かけました。その日の最終便の飛行機で帰るはずだったのですが、台風が来たため、さんざんロビーで待たされたあげく飛行機は運休、近くのホテルに一泊することになりました。しかし、二人の感じ方はまったく別々です。

Ａさんは、「ひどい話だ。飛行機会社はもっと迅速に対応できないのか。だいたい日本の交通事情はなっていない。政府は税金のムダ使いばかりして。こんなホテルでは、出張の疲れも取れないじゃないか」とイライラしています。明日は会社に戻るのですから、早く眠らなくてはならないのに、怒りがつのってなかなか寝つけません。

Bさんは、「あ〜、クタクタだ。今日は参ったなあ。まあ、あわてて帰っても、電車を乗り継いで家に帰って寝るだけだ。ホテルで一泊できるんだからもうけものだな。明日は空港から真っ直ぐ会社に出ることにしよう。『大変だったろう』って、同情してもらえるぞ」と、のんびりしています。

どちらも同じ目にあっているのに、Aさんにとってはつらい体験、Bさんにとっては珍しくてむしろ愉快な体験です。イライラしたり、悩んだりするのは、そのときの状況や環境のせいばかりではありません。私たちの考え方も、イライラを生んでいるのです。

怒りっぽい人は、腹の立つことをわざわざ考え出しています。ストレスまみれだという人は、滅入るようなことをいつも自分の中で繰り返して何度も考えています。しかし、それに気がつく人はあまりいません。

私たちは、自分がスッキリといい気分になれないのは、まわりが悪いのだと考えています。だからといって、周囲の状況を自分の思い通りに変えることは、まず不可能です。ただ不平不満をくすぶらせ、イライラが際限なくつのっていきます。

この悪循環を断ち切りたいなら、自分の考え方のクセを把握することです。

たとえば、「せっかちで何ごとも早く片づけないと気がすまない人」は、自分よりも仕事の遅い同僚や部下に、いつも腹を立てているものです。しかし、「ああ、オレはまたイライラしている。これじゃしょうがないなあ」と気がついた瞬間、いつもの考え方から抜け出すことができるのです。

そして、仕事は早いばかりがいいのではないこと、丁寧でミスのない仕事をする同僚や、大胆な発想をする部下の長所に気がつくことができます。そういった人たちとのバランスの上に、「手早く仕事を片づける自分」がいることが、幸運だという気持ちにさえなることでしょう。

また、仲が悪いカップルは、「どうしてあなたはそうダラダラしているの！」「ちぇっ、またかよ。うるさいなあ」などと、いつも同じことを言ってケンカしているものです。これも、相手の短所ばかりを見るという考え方のクセがあるからです。

だからちょっとでも相手が怠惰な様子をしていたり口やかましかったりすると、「ほら、まただ」とイライラしてさらに険悪なことになってしまいます。常に相手のイヤな面が出てくるのを待ちかまえているのですから、それはうまくいくはずがありません。

考え方のクセにとらわれるのは、気持ちにゆとりがないからです。考え方のクセから解放されると、あれこれ気を回していたときには見えなかった、自分の中の明るく晴れやかな感情に気がつくはずです。

ストレスにがんじがらめになっている心の底には、健康的な心がひそんでいます。否定的な考えが浮かんでも、それをおおげさに考えず、隠れている健康的な心を取り戻してください。

心のスパイス
66

不愉快な気分がどんどん膨らんでしまったら

F子さんは、会社の同僚に「えっ、あの書類まだできてないの？」と言われました。課長に「明日までに頼むよ」と言われた書類なので、他の急ぎの仕事を先にしていたのです。それなのに同僚はおおげさにびっくりしたので、まるで「仕事が遅いわね」と言われたようでムッとしました。

「何もあんなこと言わなくてもいいのに」とF子さんは不愉快です。仕事を続けながらも、そういえばあの子、前にもあんなこと言ってたわ。それも、課長のいるところでわざわざ言うのよね、とそのことが頭から離れません。いったん考え出すと、その同僚のこれまでの言動が次から次へと頭に浮かんで止まりません。「きっと、私のことを気に入らないんだわ。これから先も私をネチネチいびるつもりね」と不安になりました。

やっと終業時間になりました。その日は、彼氏とのデートです。高級レストランを予約し、以前から楽しみにしていました。

しかし、F子さんの話題は、もっぱら今日の不愉快な出来事です。その同僚の無神経さ、どんな口調と表情で言ったか、そのためどんなに腹が立ったかを、微に入り細に入りしゃべり続けます。せっかくのお料理もワインも、よく味わっていません。

最初は、「そうか、それはひどいね。かわいそうに」とF子さんに同情していた彼氏も、F子さんがしゃべり続けているうちに興奮し、声が大きく、口調がきつくなるにつれ、だんだんうんざりしています。

二人のデートが台無しになったことに、F子さんはまだ気がついていません。

ちょっと不愉快な出来事があっただけで、その日一日をいやな気分で過ごしてしまうことがあります。どうしてあんな目にあったのか、この先も同じようなことが起きるのではないかと、その問題を追求し、のめり込むのです。ビデオテープを巻き戻して鑑賞するように、頭の中でそのときのことを何度も繰り返し、そのたびに怒りをかき立てられます。そうしているうちに、最初は小さかったストレスも、雪だるま式に大きくなります。

F子さんのデートが台無しになったのは、無神経な同僚のせいでしょうか？ そうではありません。F子さんは、小さな出来事を自分で大きく育ててしまったのです。

解決策は簡単で、「あら、あたしったらいつまでもつまらないことを考えて」と気がつけばいいのです。そうすれば、頭の中はスッキリ片づき、目の前にいる恋人と、お料理とワインを楽しむことができます。

一度頭に浮かんでしまった考えを中断させるのは、難しいと思うかもしれません。しかし、考えるのをすっかりやめたり、記憶から無理に追い払わなくてもいいのです。ひとまず棚上げした記憶は、またいつでも手に取ってじっくりとながめることが可能なのです。

不愉快な出来事の原因を追求したり、今後どうすればいいか、対策を練ったりすることは、いつでもできます。興奮してイライラした頭で考えるより、少し時間を置いたほうが感情に流されず、よりよい知恵が働くことでしょう。

日常生活でぶつかる不愉快な出来事は、誰かに嫌味を言われたり、にらみ合ったりということがほとんどです。そのこと自体は、ほんの数秒間のことでしょう。ほんの数秒間のために、あなたの貴重な一日を、つまらないものにしないでください。

心のスパイス 67

忙しくてパニックを起こしてしまったら

Mさんは、パソコンのインストラクターです。あちこちのパソコンスクールや企業の講習会の講師として、飛び回っています。一週間のうち、同じ場所に行くことはほとんどありませんし、午前・午後・夜と三つの教室をこなすこともあります。教える内容もさまざまですし、生徒のレベルも初心者から専門職に近い人まで千差万別です。

そんなMさんを見た友人が、尋ねました。「そんなスケジュールだったら疲れ果てるだろう。よく頭が混乱しないね」

Mさんも、最初は混乱し、ストレスを感じてイライラしていました。「ここの授業が終わったら、次はあのスクールに行って、それが終わったらあの会社に行って新入社員たちにシステムを教えて、と。それから明日は、朝から遠くのスクールに行かなくちゃ……」といった具合です。

しかし、ある日気がついたのです。先のことを考えるより、ただ目の前のことに集中して、きちんとこなそうと。そうしてみると、先走ってあれこれ考えることがなくなりました。

食事や休憩を取っているときはそれを味わい、電車やタクシーの中では読書や下調べをして時間を有効に使うことができるようになりました。

一度に一つのことしかできないのだから、スケジュール表を何度もながめて、「今日はあといくつ講義がある。明日は、遠くのスクールに出かけなくては」とため息をついても意味がないのです。最初にスケジュール表をきちんとつくるクセさえつけておけば、今日の前にあることだけを一生懸命やればいいのです。

朝起きたら食事を取り、電車に乗って目的地に出かけ、生徒たちが少しでも早く上達できるように教え、それからまた次の目的地に向かう。それを続けていれば、落ち着いた気持ちでいられるのです。

忙しいときには、仕事そのものよりも「あれをしなくちゃ、これもしなくちゃ」という意識のためにストレスを感じやすいものです。睡眠時間が足りなかったり、休憩を取れなかったりという肉体的な無理があったら、まずはそれを解決しなくてはいけません。しかし、山積みされた仕事の全体像に圧倒されると、必要以上に気持ちが疲れやすくなります。

何ごとも、一度に全部片づけることはできません。いつまでも果てしなく続くように見える先々のスケジュールのことでやきもきするより、着実に一つひとつこなしていくことで、心の負担は少なくなります。

心のスパイス 68

怒りがこみ上げて爆発しそうになったら

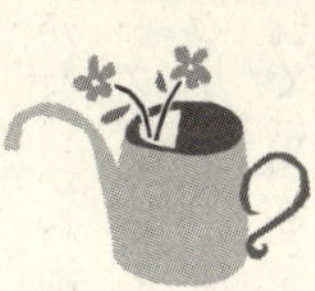

「怒り」ほど、平穏な心をかき乱し、なだめにくいものはありません。

何かに腹を立てたら、その場で相手に怒鳴るなり、殴るなりすればカッとなった心は収まるでしょうが、そんなことをしていては仕事も友人も、家族さえも失うことになりかねません。まず人をケガさせるほど殴ったりしたら、罪に問われます。

怒りをそのまま発散させてしまっては、人間関係や社会的生命はすぐに壊れてしまうことを、現代社会のなかで生きている人間なら誰でも知っています。だから、みんな怒りをこらえ、グッと腹の中にしまってがまんしているのです。

満員電車の中で携帯電話で話したり足を組んでいる者や、コンビニの前にぺたりと座りこんでゴミを散乱させている者への怒りは、その場をすぎれば収めることができます。しかし、職場で顔をつき合わせている相手への怒りは、そうはいきません。毎日毎日、怒りが積み重なり、それがストレスとなって「会社に行きたくないな」と思うまでになってしまいます。

自分のミスを押しつける上司、意地の悪い同僚、物覚えが悪いのにちっとも反省しない部下……職場には怒りのタネがごろごろ転がっています。

解決できることなら、とっくにそうしている。そう簡単にいかないから困るのです。その場で怒りを爆発させることができないから、自分のデスクや持ち場に引き下がることになりますが、怒りはますます頭の中を駆けめぐります。帰りに一杯やってもまだムカムカ、休日になってもまだムカムカ。これでは、せっかくの休みも台無しです。

怒りを収めるためには、心の中で「ストップ！」と言ってみましょう。怒りはだいたい、怒りは一人になったときに沸騰してきます。怒りを共有する仲間がいれば、「まったく頭に来るよなあ」「そのうち、ガツンと言ってやろうぜ」などと言っているうちに、うっぷんを晴らすことができるのですから。

一人だと感情が堂々めぐりしてしまうので、いつまでも引きずることになります。単純な方法ではありますが、「ストップ！」と言うことは、「理性的な自分」がムカムカしている「感情的な自分」に冷静さを取り戻させることなのです。

声に出すといっそう効果がありますが、職場では周囲に人がいることがほとんどです。心の中で言ってみるだけで、我に返ることができます。

我に返ったら、「どうしてこんなに腹が立つんだろう？」「あいつのこんなところが、悪いのだ」「怒るほどの価値があるのだろうか？」「いつまでも怒っていては、自分の気分が悪くなるだけだ」などと分析することができます。そのうち、「次からはこうしよう」という冷静な対処法を見出すことも可能になります。

心のスパイス69

スランプに陥ってしまったなと感じたら

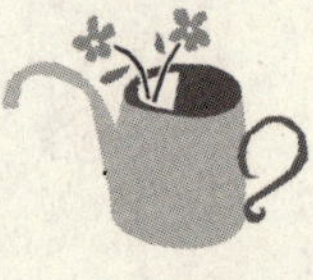

私たちは、「スランプ」という言葉をよく使います。プロ野球の選手がいつものようなヒットを打てないと、「あれはスランプだな」と言いますし、自分でも一生懸命やっているのに仕事の能率が落ちると、「あ〜、オレはスランプだよ」などと自嘲気味にボヤいたりします。

このようにスランプとは、一時的に調子が落ちてふだんのような成果を上げられないことを言います。自分で「スランプで参っちゃったよ」と笑い飛ばせるときはいいのですが、気分まで落ち込んでしまうときがあります。

何となく元気が出ない、会社に出勤するのがイヤだ、このままずっと仕事ができないのではないだろうか……こんなふうに悲観的になって、そこからなかなか脱却できないのです。

スランプに陥るのは、華やかなスポーツ選手や専門的な仕事をしている人だけだと思っている人がいますが、そうではありません。また、はっきりした環境の変化やストレスの原因がなくても、誰にでも起こるものです。

スランプで必要以上に悩まないためには、まず「あ、これはスランプだな」と認識することです。スランプには、必ず終わりがやって来ます。「明けない夜はない」というフレーズがありますが、スランプも同じです。

さらに、自分のこれまでを振り返ってみてください。何となく調子が悪く、何をしても気分が晴れないことがありませんでしたか？　それもやはり、スランプだったのです。

スランプの終わりは、自分でも気がつかないほどあっさりやって来ることが多いのです。だから、スランプを乗り越えたというはっきりした自覚もないほどです。

しかし、せっかく乗り越えた経験を忘れてしまってはもったいない。「またスランプだな。しばらくたてば乗り越えられるさ」とわかれば、スランプに翻弄されることがなく、気分も回復しやすくなります。

そして大切なのは、とにかく焦らないことです。早くスランプから抜け出したいのはわかりますが、無理なハードワークを重ねないようにしてください。スランプは、怠けているから起きるのではありません。むしろ、長い間ずっとそのことで努力を続けてきた場合に起こりやすいのです。仕事のペースが落ちたからといってがんばりすぎると、ミスも出やすくなります。遅れた分は、スランプから脱却してから着実に取り戻しましょう。

スランプに陥ったときは、気分転換が何よりです。「これまでがんばりすぎたからな」くらいに思って、気の置けない仲間と遊んだり、ちょっとした旅行に出かけてみましょう。

心のスパイス 70

忙しくて気ばかり焦ってしまうときは

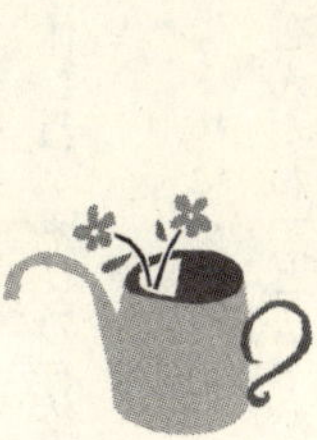

Tさんは、大きな会社で給与計算を担当する管理職です。毎年、十二月の末には年末調整という大仕事が控えています。

社員たちは、「年末調整なんて、コンピュータでダーッとやっちゃうんだろ」と思っていますが、それだけではありません。書類が揃わなかったり、さまざまなトラブルもあります。もちろん残業続きとなり、おちおち昼食をとっている時間もありません。部下たちは、ギリギリになってからTさんにトラブルを報告してくるので、年末が迫ると気が気でありません。考えていると頭痛がするほどです。

年末も近いある日、Tさんは友人に相談してみました。その友人は、タフな様子でいつもばりばりと仕事をこなし、Tさんはひそかに尊敬の念を抱いていたのです。

「こんな頭痛がするようでは、仕事に支障をきたす。どうしたらいいだろうか」

友人の答えは意外なものでした。「病気のせいで頭が痛いんじゃなかったら、休みを取ってみたらどうだ？」というのです。

驚いたTさんは、「冗談じゃない。それができないからこんなに苦労しているんじゃないか」と言いましたが、友人は「オレだったら休むね。オレの有給休暇は、もう残ってないよ」と涼しい顔をしています。

そんなに大胆になれないTさんに友人は、「じゃあだまされたと思って、まずは二週間だけ残業をやめる。そして昼休みはゆっくり休むんだね」とアドバイスをしました。二週間ぐらいなら、何とかなりそうです。渋々ながらアドバイスにしたがってみたところ、頭痛はきれいさっぱり消えました。部下たちも何とかやっているようですし、Tさん自身の仕事も能率よく片づくではありませんか。

忙しいときは、気持ちが焦るものです。しかし、急ぐことと焦ることは違います。焦りが出ると、自分をコントロールできなくなり、かえってロスの多い行動を取ってしまうものです。そんなときこそちゃんと休憩を取ってみると、いつもの自分のペースを取り戻すことができます。

また、Tさんはこの出来事があってから、それまでは「頼りないなあ」と思っていた部下たちを見直し、たくさんの仕事を任せられるようになりました。そうして、自分はさらにランクが上の仕事に専念しています。

友人は、Tさんの生真面目すぎる性格を知っていましたから、わざと「二週間だけ」と言ってみたのです。あえて期間を区切ったから、Tさんも「試してみようかな。ダメだったらやめればいいんだ」という気になったわけなのでした。

心のスパイス 71

もっと成功して人から認められたいと焦ってしまうなら

仕事がうまくいっているのを、つい自慢してしまう。もっともっと成功して、仲間たちを見おろすくらいになりたい。そのためならいくらでも努力するし、ゆくゆくはトップの座につきたい。しかし、最近ちょっと疲れやすくなってきた。今のポジションを誰かにさらわれるのではないかと考えると、休みなど取っている暇などない。

上昇志向が強い人は、目立ちたがりで、常に他人から認められたい、賞賛を浴びたいと思っています。考え方が前向きで、困難な仕事にも積極的に立ち向かうことができます。一度決めた目標を達成するためには、ハードな日々が続いても平気です。むしろそれを喜ぶ傾向があります。

しかし、万事好調でうまくいっているあいだはいいのですが、一度失敗すると、一気に自信を失って落ち込むことがあります。つまり、仕事の価値を自分の価値と同一視しているのです。仕事ができないヤツは駄目なヤツだと思い続けてきたので、自分がそうなることに耐えられないわけなのです。

また、目立つのが好きなため、いつでも他人の目を意識しています。失敗した自分をみんなが見ている、笑っていると思い込んでしまうのです。もともとリーダーシップの強い資質ですから指導的立場にあり、多くの部下や取り巻きを引き連れていたので、凋落《ちょうらく》ぶりがはっきりしてしまいます。

好調だったときは、部下たちをうまく使っている、仕事を教えてやっているという自信があっても、「足元をすくわれたのではないか?」と疑心暗鬼になることもあります。

成功志向が強いというのは、劣等感が強いことの裏返しでもあるのです。だから、いったん落ち込むとストレスやプレッシャーを過剰に感じてしまいます。これまで自慢してきたことが、裏目に出るのです。

また、こういう人はそれまで走り続けてきたために、自分の健康を顧みることなく、ないがしろにしてしまいがちなものです。仕事に失敗したとたん、それまでの無理がたたって、病気になる場合すらあります。

こういった人は、趣味を持っていることが少ないのです。仕事人間を自認してきましたから、「趣味は仕事です」と言い切ってしまうのです。未来志向が強すぎて、今を楽しむことなど考えもしないのです。

仮に趣味があった場合でも、その趣味にまで目標を立ててしまいます。テニスを始めたとしても、「よし、今は初心者クラスだけど、半年じゅうに中級者クラスに行ってやる。その次は上級者クラスだ」などと、成果を上げたがるのです。そして、緻密なスケジュール表と練習プログラムをつくり上げ、わざわざコーチについたりします。

努力家なのはいいのですが、これでは仕事で失敗したときに、趣味の世界で気分転換することもできません。

また、これまで家族と共に過ごす時間があまりなかったため、家族との会話もぎこちないものになっています。

もちろん、誰でも他人から認められたい、賞賛を浴びたいと思っています。目立ちたいためにがんばると、本人が思っている以上の力が発揮されます。目立ちたがること自体は、決して悪いことではないのです。

しかし、その思いがあまりにも強すぎると、他人に評価されないことは、まったく無意味だとしか考えられなくなるのです。

こういった人に、「少しは休んだら？」と言っても、聞く耳を持ちません。しかし、何度失敗しても立ち直れる、本当の強さを持った人間になりたいなら、何もしないでボーッとする時間をつくってみてください。最初のうちはせかせかと立ち上がって何かをしたくなるでしょうが、何もしない時間はとても有益なのです。成功を追い求める未来志向の人にこそ、ボーッとできる今が役に立ちます。

心のスパイス 72

目標がないことに焦ってしまうなら

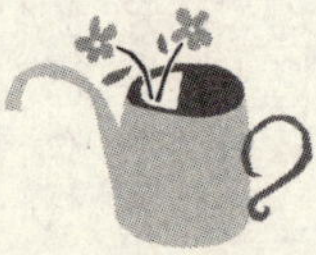

女子大生のN子さんは、自分がこれから何をしたいのかわからず、悩んでいます。そろそろ就職のことを考える時期なのに、これといってしたい仕事はありません。こんな気持ちでどこかに就職したとしても、ちゃんとやっていけるか心配です。恋人はいますが、結婚のことはまだ考えられません。

友人たちはてきぱきと就職活動をしており、N子さんのように悩んでいる様子はありません。ある日、親しい友人に今の不安を打ち明けてみましたが、「誰だって、そうなんじゃない？　先のことなんてわからないわよ」と軽く言われてしまい、N子さんは孤独感にさいなまれています。

自分がこれからどんな人生を歩むのか、はっきりと自信をもって答えられる人はあまりいません。

学校を出たら就職して、仕事に慣れたら結婚をして、子どもが生まれたら家を買って……と自分の人生にきっちりレールを敷いてみたところで、それが実現する保証はありません。ましてや、自分がどんな仕事につきたいのか、どんな暮らしをしたいのかもわからない場合は、不安と共に焦りを感じます。

しかし、無理矢理目標を決めてがんばってみたところで、それが心から望んだものでない限り、努力はやはり長続きしないでしょう。

でも、何かをしないではいられない。そんなときには、長い目で見た目標を立ててみましょう。

N子さんは、「親元を離れて、一人暮らしがしてみたいなあ」と思っています。一人暮らしを始めるためには、ある程度のまとまったお金が必要です。ですから、就職したらムダ使いをしないで、少しずつ給料を貯めるようにします。そして、経済的に独立する自信がつき、「そろそろ大丈夫だな」と思ったら、家具を買い揃えたり部屋を探すなどの具体的な活動を始めるといいのです。

長い目で見た目標は、おおまかなぼんやりしたものでいいのです。「いつかアメリカで暮らしてみたいなあ」「いつかお店を持ちたいなあ」くらいの漠然とした夢のほうが、選択肢が広くて修正がいくらでもできます。

そして、その目標のために、できることを少しずつやっておきます。英語を勉強するなり、お店を見て回るなり、楽しみながらでけっこうです。漠然とした夢ですから、途中で「これは私には合わないかも？」と思ったら、方向転換するといいでしょう。

学んだことは何にしろ身につきますから無駄にはなりませんし、楽しみながらやってきたことですから、特にがっかりすることもありません。

長い目で見た目標が、いつかあなたの中でよりはっきりした形となり、具体性をおびるまでは、時間の流れにまかせておいていいのです。長い目で見た目標とは、別の言葉で言えば生きていくうえでの心構えのようなものです。その心構えさえあれば、流されているように見えても、いずれ将来の方向が見えてきます。

遠くに大きな目標があれば、それに向かって歩いて行くことができます。途中で休憩を取ったり、道草を食っても、いずれ到着できることでしょう。また、力に満ちているときは、猛ダッシュで走ってみてもいいのです。

目標がないのに焦っているときは、「あれをしなくちゃ、これもしなくちゃ」と視点が定まらないものです。あれこれとやみくもに手を広げても、息切れしてしまいます。

自分ができることを少しずつやっておけば、時間も努力も決してムダになりません。遠くにある目標をめざしているうちに、目の前に「今しなくてはならないこと」「すぐやったほうがいいこと」がやって来ることがあります。その日のために、まずは力を蓄えておきましょう。

長い目で見た目標があれば、少しぐらいの失敗やつまずきは、何でもありません。かえって、成功するためのいい経験になるほどです。

心のスパイス
73

新しい環境になじめるか不安を感じたときは

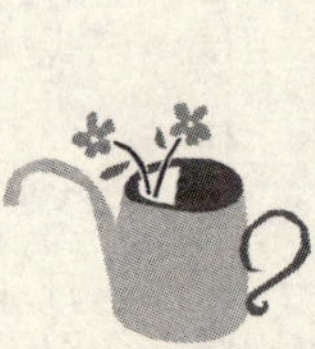

マリッジブルーという言葉があります。結婚をひかえた人が、うれしいはずなのに憂鬱になってしまい、ため息ばかりついている様子です。マタニティブルーという言葉もあります。もうすぐ赤ちゃんが生まれるという女性が、やはりうれしいはずなのに鬱々としている様子です。

これは、結婚や出産という大きな環境の変化と、それにともなって起こる自分の役割の変化に適応できるかどうか、「うまくやっていけるかしら?」と不安になるからです。結婚や出産というおめでたいことでも、私たちは不安を感じるのです。

引っ越しや就職・転職、社内の配置替えなどでも、私たちは新しい環境に適応できるかどうか、やはり心配になります。「ご近所の人と仲よくできるかしら?」「意地の悪い上司がいたらどうしよう」「新しい仕事をおぼえられるかな?」と、心配のタネはあとからあとから出てきます。たとえそれが昇進だとしても、単純に喜んでばかりという人は、少ないものです。

しかし、こういった一連の出来事は、それが起こるのがいつのことかはっきりしています。ですから不安ではあっても、その時期がやって来ると、私たちは問題に直面し、一つひとつ解決していくことになります。

たとえ否応なく向かい合った問題であっても、たいていの場合は落ち着いてやり過ごすことができます。やがて、自分が新しい環境を前にして悩んでいたことさえ記憶の中に埋もれ、その環境になじむことになります。

ところが、はっきりしていないことについては、ただぼんやりとした不安しか抱くことができません。

学生なら、自分は将来どんな仕事につくのだろうかという不安。恋愛中の人なら、恋人との仲がこれからどうなるのだろうかという不安。主婦ならば、夫は仕事ばかり、子どもは母親をうるさがるようになり、取り残されたような不安。定年間近のサラリーマンなら、自分が誰からも必要とされなくなるのではないかという不安。

これらは、今日や明日の問題ではないので、いつになったら解決するという見込みがつきません。また、生活のすべての範囲に関わりのある問題なので、これをこうしたらいいという具体的な答えは出てこないものです。

そのため、不安がどんどん広がってしまい、自分のこれまでの人生すべてが間違っていたのではないか、と考えてしまうこともあります。

ぼんやりとした不安は、あっても全然かまわないのです。明日は何が起こるのかなんて、確実なことは誰にもわからないのですから。しかし、ありもしない心配事を自分でつくるのは、ぜひやめましょう。

解決策が見えるのは、問題が具体的なときだけなのです。

心のスパイス 74

つらかった体験を引きずってしまうときは

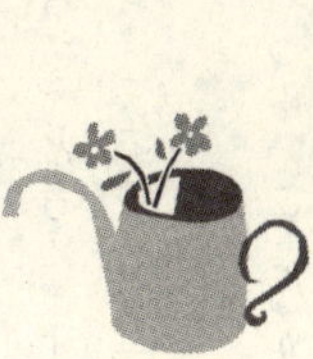

スポーツの世界で行なわれる「イメージトレーニング」とは、最もうまくいった理想の状態を思い浮かべることです。

いくら練習したところで、間違った方向を目ざしていては、上達は望めません。ですから、「イメージトレーニング」で思い浮かべた理想を実現化させるようにすると、より有意義な練習ができるのです。

また、スランプから抜け出し、さらにランクアップするきっかけになるのは、「会心のワンショット」です。

いくら練習しても、かえってヘタになっているようだ。気持ちは焦っているのだが、この状態が長く続いている。もうやめてしまおうか……。

こんな泥沼のような状態にはまってしまったら、これまで自分が打ったショットの中で、最もうまくいった「会心のワンショット」を思い出し、その感覚を取り戻すのです。その記憶が、忘れていた感覚をよみがえらせ、また思う通りのショットが打てるようになるのです。

私たちは、気持ちが前向きなときは、少しぐらい難しいことにぶつかっても、「今まで何とかなってきたんだから、これからも何とかなるさ」と考えます。ですから、うまくいかなかったり失敗しても、「たまにはこんなこともあるさ」とあまりショックを受けずに切り抜けることができます。

しかし、落ち込んでいるときは、これまでのいやな経験やつらいことばかりを思い出してしまいます。「あのとき失敗したんだから、今度もダメだな」と思ってしまいます。さらに、「この先だって、いいことなんかないさ」とまで考えてしまいます。

ちょっと振り返ってみると、これまでにいくらでもいいこと、うまくいったことがあったはずなのです。しかし、過去から悪い思い出ばかり拾い集めてしまうのです。

どんな人だって、これまでいいことが一つもなかった、などということはありません。それなのに、今、目の前にある困難にばかり気を取られて、いい記憶や楽しかった経験を、自分でシャットアウトしてしまっているのです。

ですから、落ち込んだときにこそ、いい記憶や楽しかった経験を思い出してみましょう。今の困難とは、何の関係もないことでもいいのです。

仕事がうまくいかないときに、片思いの相手と初デートにこぎつけたときのウキウキした気分を思い出したところで、具体的な解決にはつながりません。でも、つらさを乗り越えるためのヒントにはなります。楽しいことを楽しいと感じたエネルギーは、あなたの中に形を変えてあるはずです。

気持ちがパッと解き放たれた瞬間の、何もかもうまくいって天にも昇るような心地、その記憶はあなたの中の財産です。そしてその財産は、どんなに使っても決してすり減ることはありません。

いい記憶、楽しかった経験を思い出すために、何かの習慣を身につけるのもいいでしょう。

ある人は、学生時代に得意だったテニスを今も続けています。会社で腹の立つことがあっても、無心に白いボールを追いかけているうちに、気分転換ができるというのです。

またある人は、お風呂にいい匂いの入浴剤を入れて、じっくりつかることにしています。家のお風呂でも何とか温泉気分に近づけ、休暇を取って旅行に出かけたときのような解放感を味わうためです。

「そんなに悪いことばっかり続くわけはないさ。あのときはうまくいったんだから」という気分になることができたら、もう大丈夫です。いやな経験やつらい記憶に占領されていた心が、自由に伸び伸びと動き出した証拠です。

自分を楽しくさせる記憶や行動を、意識して呼び起こしてみましょう。

心のスパイス 75

何となく気が重い、何をしても楽しめないと感じたら

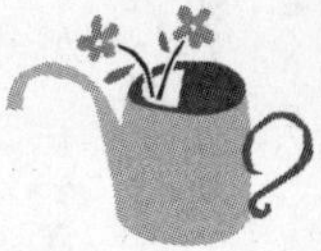

何となく気分が重い、何をしても楽しめず沈み込むばかり。こんなときは、一人で考えてばかりいても、なかなかその気分から抜け出せません。

原因のある悩みなら、それを解決するために行動することができます。今すぐに解決するのは難しいとしても、できることを少しずつ形にしていくうちに、悩みも少しずつ軽くなっていきます。

しかし、原因のない悩みや不安は、どうやって解決したらいいかわからないし、そのために心がふさぐので、毎日の生活すべてに影響を与えてしまうことが

あります。

そんなときには、思い切って誰かに相談してみましょう。

「自分の問題は、自分で解決しなくちゃダメだ」と、思ってはいませんか？　なるほど、それも一つの考え方ではあります。しかし、完全な人間などどこにもいません。みんなそれぞれ、足りないところをカバーし合って生きているのですし、この社会もそれで成り立っているのです。

他人の力など借りない、とがんばることは、ケガをしたときに薬をつけず治療も受けず、自分だけで治そうとすることです。

もちろん、自然の治癒力が働いてすっかり治ることもありますが、大ケガだったり、見た目よりも深いケガだったりすると、そうはいきません。治るまでひどい痛みが続いたり、長い時間がかかったりします。すっかり治らず後遺症が残ってしまうことだってありますし、ばい菌が入って他の部分まで悪くなることもあります。

ですから、心がケガをしたときは、他の人の力を借りてもいいのです。

「相談などしたって、迷惑がられてしまうんじゃないか？」「こんなことを相談するなんて、かっこ悪い」と思うかもしれません。

でも、あなたが「あの人に相談してみようかな」と思い浮かべた人は、ふだんからあなたが信頼してきた人ですね？　その人が、迷惑がったり、かっこ悪いと思ったりするでしょうか？　もっと、周囲の心の広さを知ってください。

それでも、尻込みしてしまう。それはそれで自然なことです。悩みが深いほど、それを口に出すのをためらうのは、当たり前のことですから。

そんなときには、ちょっとリハーサルをしてみましょう。自分がどう悩んでいるか、それはいつからのことか、悩みから抜け出そうとしてこんなことをしてみたけれど、うまくいかなかった……。こういったことを、一つひとつ頭の中で整理してみるのです。考えているだけではなく、メモやノートに書いてみてもいいのです。

頭の中で整理しているうちに、心の中も整理されていくものです。そうしているうちに、見えなかった出口が見えてくることもあります。

実際に誰かに相談するかどうかは、そのあとで決めればいいのです。誰かに相談して、頼ってみたからといって、すぐに楽になるとは限りません。でも、自分とは違う、別の人の考えを聞いてみることはいい刺激になります。ひとりで悩んでいるときは、考えが堂々めぐりしがちですが、別の人の考えはそこに風穴を開けてくれます。

人は、ひとりだけではどうしようもない状態になることがあるのです。そんなときに誰かに頼るのは、恥ずかしいことではありません。誰かの手助けは、傷を癒すための薬だったり、間違った方向に進んだときのブレーキだったり、転んだときに立ち上がるための手すりだったりするのです。

「こんなふうに考えてみたら？」「今はなかなかうまくいかなくても、時間がたてばどうにかなるよ」といった言葉で、ふさがっていた視野も開けてきます。

そのうち、あなた自身の力がよみがえってくることでしょう。そこまでいったら、あなた自身であなたの問題を解決できるのは、もうすぐなのです。

心のスパイス76

怒りや悲しみにとらわれてしまったときは

T君は、会社で同僚のU君とケンカをしました。仕事に対する意見の食い違いから、語調もはげしくやり合ってしまったのです。

その日は金曜日でした。土、日の間中、T君は鬱々とした気分でした。U君に対する怒りや、やりこめられなかったことに対する不満、会社で言い争いをしたので上司に叱られるのではないかという心配などで、休日を楽しむどころではありません。

月曜日の朝になりました。会社に行くのはふだんにも増して苦痛です。それでもしぶしぶ出勤すると、何と会社の玄関でU君とばったり。

思わず身構えたT君でしたが、U君のほうはケロリとしたもので、「やあ、おはよう」と声をかけて来ました。

その様子を見たT君は、何だか馬鹿馬鹿しくなりました。仕事で意見が対立することがあるのは当たり前、それをクヨクヨ悩んで、休日の間中つまらない思いをしていたとは、時間の浪費をしたものです。T君も、すぐに「おはよう」と返事をしました。意見の食い違いは、また話し合って解決すればいいのです。

私たちが経験し、考え、感じたことは、すぐに〝過去のこと〟になります。今日のことは、明日になれば〝昨日のこと〟なのです。

しかし、今日の経験のほとんどが、怒りや悲しみ、つらい思いだったら、明日までそれを引きずりがちです。こういった経験は、とかく記憶に残ってしまうのです。しかもT君の場合は、その翌日、翌々日が休日だったために、なおさらその記憶にとらわれてしまいました。

もしもその後も忙しく活動していたら、ほかの人との会話やさまざまな出来事を重ねることによって、U君とのケンカもたくさんある記憶のひとつになってい たでしょう。一方のU君のほうは、休日の間もあれこれと活動していたのかもし れません。

不快な記憶に長くとらわれていると、「どうしてこうなったんだろう?」「腹が 立つ、悲しい」といった不安やストレスにさらされ続けることになります。「ああ すればよかったのに」と、自分に対する不満も高まります。

しかし、それよりも大事なのは現在です。今そのときに直面していることに、 意識を集中させるようにしましょう。

過去のことを忘れろというのではありません。反省すべきところ、改善すべき ところ、相手に変わってほしいところも含めて、過去から学ぶことはたくさんあ ります。

しかし、考えても仕方のないことを考えるのは時間の浪費、限られた人生の一 瞬一瞬をムダにしていることなのです。

また、不快な記憶がつい先日のことなら、T君のように現実をいい方向に持っ ていったりして、気を取り直すこともできます。何年も前のことだとやっかいです。

トラブルのあった時点に立ち返ることはできませんし、長い年月のなかで、何度もその記憶を反芻《はんすう》する癖がつくこともあります。

「あんなことは、もう繰り返さないようにしよう」と、自分にとって役に立つ戒めや経験になっていればいいのですが、そのときの相手や、周囲の状況に対する恨みつらみが残ってはいけません。

その時その時をどう生きるか、これからをどう生きるかを考えながら、新しい経験を積み重ねましょう。

心のスパイス 77

悲観的な気分で頭がいっぱいになってしまったら

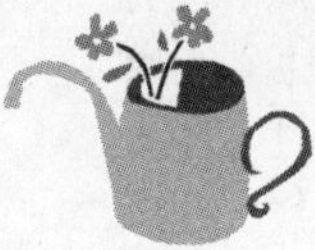

仕事で失敗したり、失恋したりすると、私たちは落ち込んでつらい気持ちになります。何をしても楽しくないし、幸せそうな人を見ると自分と比較して悲しくなり、かといって不幸な人を見ると自分に重ね合わせてまた悲しいものです。

そんなときは、つらい気持ちがいつまでも続くように感じます。親しい友人が、「いつまでもクヨクヨしてないで、ぱあっと遊ぼうよ」などと励ましてくれても、心から楽しむ気にはなりません。

いったん悲観的な気分にとらわれると、この先いいことがあるかもしれないという可能性なんかないように思います。現在のことで頭がいっぱいで、自分を取り巻く状況が日々刻々と変化していることに気が回りません。

「終わりよければすべてよし」「苦しみのあとに喜びがやって来る」などというたとえがあるのを、頭ではわかっているのですが、心に浮かぶのは今よりももっと苦しい状況ばかり。そして、そこから抜け出せない自分を責める気にさえなってしまいます。

しかし、どんなつらく落ち込んだ気持ちでも、ずっとそのままということはありません。人間の心は、苦しみも悲しみも、時の流れと共に処理するようになっているのです。

そんなはずはない、と思うかもしれません。では、喜びや幸福感はどうでしょう?

とても嬉しいことがあったとき、私たちは飛び上がったり歓声を上げたりして喜びを爆発させます。幸せのあまり、一日じゅう顔がゆるみっぱなしというときもあります。でも、その感情はじきにいつもの落ち着きを取り戻します。

つらさ、悲しさ、憂鬱なども、時間がたつにつれ薄れてゆくのです。どのくらいの時間でつらい気持ちから抜け出せるかは、個人差もありますし、落ち込んだ原因にもよりますから、人それぞれです。はっきりした原因は見当たらないのに、なぜか落ち込んだままという人もいます。

「いつになったら、こんなつらい気持ちから解放されるんだろう?」といくら焦ったところで、はっきり出口が見えるものではありません。

ですから、まずは自分で一カ月なら一カ月と期間を区切って、今の気持ちとつき合ってみてはいかがでしょう。「まずは一カ月ほど、様子を見てみようかな」という軽い気持ちです。

人は「このつらさには終わりがない」と考えると、自分の殻に閉じこもってしまいます。そうすると、孤独感から落ち込んだ気持ちばかりを見つめることとなり、ますますつらさからの解放が遅くなります。

一カ月でも、三カ月でもいいのです。自分で時間を区切ったら、できるだけこれまで通りの生活を続けてください。旅行に出かけたり、新しい趣味を始めてみたり、そういった積極的な行動を取るならなおけっこうですが、したくないなら無理にすることはありません。

しかし、ある日突然つらさが消えるわけではありません。一カ月なり三カ月なりの期間が過ぎてカレンダーをめくったら、けろりと楽しい気分になって絶好調、などということがないのはもちろんです。

時間の流れに身をまかせていると、いつの間にかつらさが薄れているのです。つらさにとらわれているときは、未来を考えることができず、つらい「今」を見つめては、「いつになったらこのつらさから逃れられるのだろう。まだだろうか?」と考えて、ますます深みにはまるのです。

しかし、見つめすぎるあまり、かえってわからなくなることもあるものです。我が家の庭につるバラの木を植えたとしましょう。毎日水をやって世話をしているその家の主人は木が成長しているのがわからなくても、たまに訪ねて来る友だちは、「わあ、このつるバラの木は大きくなったね。この前は、君の肩くらいまでしかなかったじゃないか」と、その変化に気づくものです。

人間の気持ちも周囲の状況も、絶え間なく変化しています。つらさが続いているように見えても、実は少しずつ溶けて流れているのです。焦らず気楽に、時間が流れるのを待ってみましょう。

心のスパイス 78

悩みの原因がどうしても見つからないときは

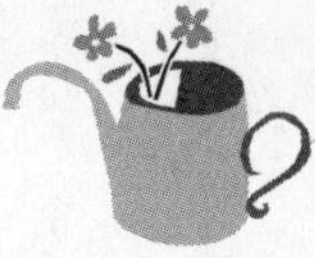

つらいことがあったときや、気分が晴れないとき、私たちはその原因を見つけようとします。

恋人と別れたあとなら、「あのときのケンカでおしまいになっちゃったのよね。でも、その前からいろいろと気持ちの食い違いがあったし……」などと考えます。

何をしても面白くないなら、「最近、どうもやる気が起きないなあ。そういえば、あの会社との取引がふいになってからだな」と思ったりします。

「こんなことになったのは私のせいだ。すべて私が悪かったんだ」と自分を責めることがあれば、「みんなあいつが悪いんじゃないか」と他人を恨んでしまうこともあるでしょう。

考えることはいろいろでも、原因がわかればいったんは気持ちが落ち着き、解決の方向が見えてきます。

しかし、原因を探しても何も見つからないことがあります。「別に悪いことは起こっていないのに、どうして気分がすっきりしないんだろう?」というときです。仕事はまあ順調で、家族も友人も優しくしてくれるのに、自分だけが内心憂鬱でしょうがない。家族や友人に申しわけないと思うのだが、なかなか楽しい気分になれず、悩み続ける。

こんなときは、つい「どうしてだろう、なぜだろう?」と考えてしまいます。そして、思い当たるふしがないので、ますます不安になります。そして、原因を見つけることのできない自分に不信感を抱くようになります。こうなると、悩みの堂々めぐりが始まります。しかし、原因は見つからなくてもいいのです。

原因と結果というのは、よほど短い時間のことなら因果関係がはっきりしていますが、ふつうはそうではありません。ああだからこうなったというように、簡単に割り切れるものではないのです。

確かに原因がわかれば、悩みの解決に役立ちます。自分の言動を反省する材料にもなります。しかし、原因がわからなくても解決できることは山ほどあります。ほとんどの悩みは、いくつかの原因と条件が複雑に重なり合って、生まれたものです。はっきりと「これだ」とわかることは、少ないと考えたほうがいいでしょう。

見つからない原因を探して、あれこれ考えるより、今を出発点とした将来のことを考えましょう。元気で調子のいいときだって、人間の考えは完全ではありませんからいろいろな間違いを犯します。ましてや悩みのあるときには、「原因は何だろう?」と考えたところで、明快で間違いのない答えを求めては、かえってややこしいことになります。

心のスパイス 79

落ち込んだ原因を何かのせいにしたくなったら

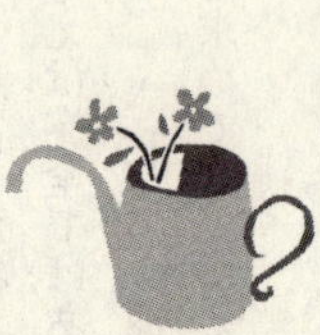

つらいとき、悩みがあるときは、自分の将来のことが不安になるものです。会社の仕事がつまらなくてやりがいを感じなかったり、人間関係がうまくいかないときは、「この仕事は自分に向かないんじゃないだろうか。もっと自分に合った仕事があるんじゃないだろうか？」と思います。

学校の勉強に打ち込めないときは、「こんなことを勉強して何の役に立つんだろう？」と考えます。

恋人や友人との仲がどうもしっくりいかないときは、「いっそのこと別れたほうがいいのかな。こんな関係をズルズル続けるのは誠実じゃないかも?」と感じます。

そして、このままでいると人生の貴重な時間がどんどんムダになっているような気がします。他の人はもっと生き生きした人生を謳歌《おうか》しているのだから、自分も急いで決断して一からやり直しをしなくてはと、取り残されるような焦りを覚えます。

「今、決断したら、こんな悩みからすぐに解放される。私が苦しいのは、つまらない仕事しかさせない会社のせいなんだから」といった思いが大きくなります。

諸悪の根源に思える事柄は、人それぞれです。ハードな勉強をしなくてはならない学校だったり、心の通わない恋人や友人だったりします。それを断ち切れば、自分の生活すべてが一新し、バラ色の人生があなたを待ちうけているような気がします。

しかし、ちょっと待ってください。否定的な気分のときは、些細なことでも一大事に見えるものです。つらさや悩みの原因は、本当にそれだけでしょうか。

落ち込んでいるときは、とかく考え方が煮つまりやすく、周囲の人やものに対して批判的になります。他人の優しさや親身になってくれた人の意見を受け入れるゆとりがないので、「私の気持ちをわかってくれる人なんか、誰もいないんだ」と、孤独感にとらわれます。そんなときに、重大なことを決めてしまうのは危険です。

何もかも捨てて逃げ出したい、「ええい、もうやめた！」と会社や学校を辞める、恋人と別れる、友人と絶交する……これらはいずれも、確かに大事件です。それによって、毎日の生活は大きく変わります。後悔しても取り返しがつかないという事態にならないか、今一度慎重になってください。

もちろん、つらいことや悩みの元凶からは、遠ざかったり、縁を切ったほうがいいこともあります。思い切った決断も、ときには必要です。

しかし、一時の激しい感情で何かから逃げ出す、何かを捨てるというのは、おすすめできません。その後の生活がどうなるのか、恋人や友人の心をひどく傷つけてしまわないか、焦らずに考えてみましょう。

人は、はっきりした理由がないのに気分がすぐれないときには、その原因を自分の置かれている環境のせいにして、考えに決着をつけてしまおうとする傾向があります。会社や学校は、自分を取り巻く大きな要素ですから、そこから逃れたくなるのも無理はありません。しかし、会社や学校だったら、辞めなくても休暇を取ってみるという手段もあります。

また、身近な人のいいところに目を向けられなくなってはいませんか？　せっかく親身のアドバイスをしてくれているのに、「ちっともわかってくれない」「私の言うことに反対ばかりして」と、憎らしく思ってしまうことがあります。

ですから、重大な決断をくだす前に、自分が落ち着いた気持ちでいるか、信頼のおける人に相談しても同じ結果かどうかを、もう一度考えてみましょう。

心のスパイス 80

プレッシャーでリラックスできない自分を感じたら

N君はサッカー部に入部、新人戦のスターティングメンバーに選ばれました。フリーキックの冴えはチームで一番、監督もN君に期待しています。いよいよ試合の日となり、N君のチームはフリーキックのチャンスを得ました。蹴るのはもちろんN君です。ところが、味方の応援団の大歓声や敵のヤジが入り乱れるなか、N君はキックを失敗してしまいます。敵のゴールキーパーが上手だったわけではありません。すっかりあがってしまったN君は、とんでもない蹴りそこないをして、ボールはあらぬ方向にボテボテと転がっていったのです。

「あ〜」応援団は絶望の悲鳴をあげ、敵は大喜びではやしたてる。N君はショックのあまりその後も生彩のないプレーを続け、とうとう控えの選手と交替させられてしまいました。その後も、「みんなに顔向けできないな」という思いでいっぱいです。次の試合にはちゃんとキックができるか、心配でたまりません。

練習は、静かでひと気のない運動場で行なわれますが、本番のときは観客がいて大歓声に包まれています。監督もチームメイトたちもエキサイトしています。N君は、こんな雰囲気に萎縮して実力を発揮できずに終わってしまったのでした。

だからといって、わざわざ騒がしいところで練習するわけにはいきません。どんな環境にあっても、緊張にとらわれず目標に集中できるように、簡単な方法で訓練しておきましょう。

まずは、体をリラックスさせます。といっても床に座りこんだり、寝転ぶ必要はありません。椅子に座ったまま、あるいは立ったままでいいですから、全身の力を抜いて筋肉をゆるめます。小さくジャンプしたり、頭や肩を軽く回すのもいい方法です。

手足の先から始まり二の腕や太股、体の中心から最後には顔へと筋肉をゆるめる「順次リラックス法」はさらに効果的です。

次に、吐く息、吸う息を意識してみます。新鮮な空気が鼻を通り、肺に届く様子を心地よく感じられますか？　腹部に出入りする空気もありますね？

呼吸を意識するときも、ふだん通りにゆっくり鼻から吸い込みます。吐く息は口から出すのが正しい呼吸法です。

緊張しているときは、息苦しい感じがするのか、やたらと息を吸って楽になろうとしがちですが、それではかえって苦しくなってしまいます。むしろ、吐き出すほうを深くゆっくり意識してください。

ここまで試してみただけで、ずいぶんリラックスできたはずです。次に、息を吐き出すたびに、自分がそうでありたいと願っている状況を思い描いてみます。平静な気持ちでいる自分でも、鋭いシュートを決めた瞬間でも、苦手なスピーチを見事にこなして、満座の拍手を浴びている様子でもけっこうです。

「おや、関係ない雑念が湧いてきたぞ。おかしいな？」と思うかもしれませんが、それでいいのです。雑念は、無用な緊張がほぐれてリラックスできた証なのです。

これで、ふだんの状態に戻りました。あとは、ボールなり仕事の目標なりに、意識を集中させてください。

この訓練を一日に何度か行なっていると、余計な緊張を頭と体から振り払い、よいイメージのままに行動できるようになります。

スポーツ選手たちは、スタート前やフリーキック、フリースローなどの「ここ一番」という場面で、しばしば体を弛緩させたり、深呼吸しています。これは時間かせぎではなく、緊張を和らげているのです。

緊張は、心と体の両方をとらえていますから、リラックス法を覚えておくと、いろいろな場面で役に立ちます。交通渋滞でイライラしたり、誰かと言い合いになってカッとしたとき、ぜひ試してみてください。怒りのために強ばっていた体がほぐれ、冷静な気持ちが戻ってくることでしょう。

心のスパイス 81

嫌な気分をスパッと断ち切りたいと思ったら

会社で嫌なことがあったときは、そのままの気分を引きずっていたくないもの。なじみの店でちょっと一杯やってから、家に帰る。これは多くの人が行なっている気分転換です。もちろんこれもいいのですが、たまにはいつもの駅とは違う駅で降りて、町をぶらついてみましょう。

定期券を持っていれば、途中下車も思いのままです。一杯やりたいのなら気のきいた店を探してみればいいし、食べ歩きの好きな人は、こぎれいなレストランやケーキ屋さん、繁盛しているラーメン屋さんに入ってみるのもいいでしょう。

読書好きなら古本屋さんなど、趣味に合った店が「あっ、こんなところに」と見つかるかもしれません。

自分の興味を引きつける新たな発見があれば、それだけでトクした気分になります。嫌なことは記憶の片隅に押しやられるものです。

この頃は、評判の食べ物屋や趣味の雑貨屋、美術館や映画館などの楽しめるスポットが満載された沿線マップも売り出されています。テレビや雑誌でも、〇〇線特集といった企画が組まれており、情報には事欠きません。

ふだんからそういった情報をチェックしておき、気分転換したいときは足をのばしてみましょう。

「特に趣味もないし、お店探しなんて面倒くさそうだな。だいたいお小遣いがピンチだよ」という人は、いつもの下車駅のひとつ前で降りてみるという手もあります。線路に沿っていつもの駅まで歩くだけで、気分がリフレッシュできます。通りをちょっと曲がっただけで、町の雰囲気はがらりと変わっています。

惰性で乗っている満員電車から一歩踏み出し、それまで通ったことのない道をたどってみることは、脳を活性化させます。ふだんの運動不足の、ささやかな解消にもなります。このようなほんの小さな旅でも、気持ちの切り換えには効果があるのです。あまり大きな冒険はリスクを伴うこともあり、かえって気持ちを圧迫します。

ベテランの営業マンは、自分の担当するエリアのことなら、すみからすみまで知っているものです。路地の奥にある喫茶店や、木陰のベンチが夏も涼しい公園などを、時間つぶしやさぼりのために利用しているのではありません。

いくらベテランでも、仕事がうまくいかないときは、落ち込んだ気分になるものです。そんな気分のままで次の営業先を回っても、よい結果にはつながりません。そこで、ホッと一息つける空間に行って、元気を取り戻すのです。これが、初めて行ってみる場所ならば、さらに効果的です。

毎日毎日通っている同じ道からちょっとはずれてみるだけで、ぐっと心の風景が広がってくるものです。

本書は、書き下ろし作品です。

著者紹介
樺　旦純（かんば　わたる）
思考心理学者、評論家、著述家。
1938年、岩手県生まれ。産業能率短期大学（現・産能短期大学）で人事労務関連教科、同大経営管理研究所で創造性開発の研究、指導に携わり、産業教育研究所所長を経て、現在に至る。企業などの社員研修、能力開発を全国規模で精力的にこなすほか、わかりやすい語り口のセミナー・講演でも人気を博している。
主な著書に『トリックの心理学』『図説 心理トリック』（以上、知的生きかた文庫）、『実証ビジネスの心理法則70』（ＫＫベストセラーズ）、『最高にうまくいく「恋愛心理」の法則』（大和書房）、『嘘が見ぬける人、見ぬけない人』『ウマが合う人、合わない人』『人を動かす心理テクニック』『運がつかめる人 つかめない人』『頭がヤワらかい人・カタい人』（以上、ＰＨＰ文庫）がある。

ＰＨＰ文庫　うっとうしい気分を変える本
ゆとりと元気を取り戻す心のスパイス81

2001年７月16日　第１版第１刷

著　者　樺　旦純
発行者　江口克彦
発行所　ＰＨＰ研究所
東京本部　〒102-8331 千代田区三番町３番地10
文庫出版部　☎03-3239-6259
普及一部　☎03-3239-6233
京都本部　〒601-8411 京都市南区西九条北ノ内町11
PHP INTERFACE　http://www.php.co.jp/
制作協力
組　版　ＰＨＰエディターズ・グループ
印刷所
製本所　凸版印刷株式会社

ISBN4-569-57576-5

PHP文庫

PHP文庫

日本博学倶楽部「県民性」なるほど雑学事典
日本博学倶楽部「歴史」の意外な結末
日本博学倶楽部「日本地理」なるほど雑学事典
日本博学倶楽部「関東」と「関西」こんなに違う事典
西野武彦 経済用語に強くなる本
西野武彦「金融」に強くなる本
浜尾実 子供を伸ばす一言、ダメにする一言
畠山芳雄 人を育てる100の鉄則
半藤一利 日本海軍の興亡
半藤一利 ドキュメント太平洋戦争への道
浜野卓也 黒田官兵衛
浜野卓也 吉川元春
花村奨 前田利家
葉治英哉 張良
ハイパープレス「地図」はこんなに面白い
秦郁彦 ゼロ戦20番勝負
PHP研究所 編 違いのわかる事典
平井信義 5歳までのゆっくり子育て

平井信義 子どもを叱る前に読む本
弘兼憲史 覚悟の法則
PHP総合研究所 編 松下幸之助「一日一話」
福島哲史「書く力」が身につく本
北條恒一「株式会社」のすべてがわかる本
北條恒一「連結決算」がよくわかる本
星亮一 山口多聞
松下幸之助 物の見方 考え方
松下幸之助 指導者の条件
松原惇子 いい女は頑張らない
松原惇子 そのままの自分でいいじゃない
町沢静夫 絶望がやがて癒されるまで
毎日新聞社 話のネタ
毎日新聞社「県民性」こだわり比較事典
宮部みゆき 初ものがたり
宮野澄 小澤治三郎
百瀬明治 徳川秀忠
森本邦子 わが子が幼稚園に通うとき読む本

安井かずみ 女の生きごこち見つけましょ
安井かずみ 自分を愛するこだわりレッスン
安井かずみ 30歳で生まれ変わる本
八尋舜右 竹中半兵衛
山﨑武也 一流の条件
山﨑武也 一流の作法
山﨑房一 強い子・伸びる子の育て方
山﨑房一 心が軽くなる本
山﨑房一 心がやすらぐ魔法のことば
山﨑房一 子どもを伸ばす魔法のことば
八幡和郎 47都道府県うんちく事典
スーザン・ヘイワード 編 山川紘矢・亜希子 訳 聖なる知恵の言葉
唯川恵 明日に一歩踏み出すために
鷲田小彌太「自分の考え」整理法
ブライアン・L・ワイス 編 山川紘矢・亜希子 訳 前世療法
ブライアン・L・ワイス 編 山川紘矢・亜希子 訳 前世療法2
ブライアン・L・ワイス 編 山川紘矢・亜希子 訳 魂の伴侶―ソウルメイト